【不動】

1、動かないこと。

2、他の力によって動かされないこと。ゆるぎないこと。

『大辞泉』より

アホウドリは、翼を羽ばたかせずに数千キロも飛ぶことができる。両翼で3・7メートルもの大きな翼を広げ、向かい風で上昇し、追い風で加速する「ダイナミック・ソアリング」という独特の滑空テクニックで、グライダーのように風に乗るのだ。その姿は、じつに優雅だ。

鳥は翼が大きいほど飛びやすくなると言われているが、その分、「羽ばたく」ために必要なエネルギーは大きくなる。

大きな翼をつねに羽ばたかせていたのでは、消費するエネルギーが大きくなって疲弊し、生命すら維持できなくなってしまう。そこで、アホウドリは、翼を「動かさずに」飛び続ける手段を獲得したのだ。

「アホウドリ」という名称は、人間に対する警戒心が弱いことから乱獲されたために付けられたものだが、空を飛ぶ生き物の中でも最高レベルの滑空能力を持つ彼らに失礼なので、英語名の「アルバトロス（Albatross）」と呼ぶことにする。

アルバトロスは、一生のほとんどを海の上で過ごす。夏はベーリング海やアラスカ周辺に生息し、冬になると日本近海にやってくる「渡り鳥」だ。その寿命は20年前後で、アメリカのミッドウェー環礁国立野生動物保護区には66歳のアルバトロスもいるし、ガラパゴス諸島には63歳で産卵したものもいる。

アルバトロスは、長い距離を、優雅に飛び、しかも長生きなのだ。

もしも、彼らが羽を必死に羽ばたかせて飛んだなら、「長い距離」も、「優雅」も、そして「長生き」も、どれひとつ実現しないことだろう。

「ハチドリ」という鳥がいる。重さ20グラムにも満たないこの小さな鳥は、アルバトロスと好対照だ。彼らは、1秒間に多いときで80回も羽ばたく。それによって、ヘリコプターのように空中でその場にとどまる「ホバリング」が可能になり、花の蜜を吸うことができる。

ハチドリの寿命は3年、長くても5年ほどだ。

寿命の短さには、体が小さいことが影響していることはもちろん、あれだけ激しく羽ばたくことで膨大なエネルギーを消費していることが大きく関係しているだろう。

羽を「動かさずに飛ぶ」アルバトロスと、必死に「動かして飛ぶ」ハチドリ。その寿命や飛べる距離には、あまりに差がある。

「人生100年時代」と言われて久しいが、「長く、優雅に」生きるために、アルバトロスが私たちに教えてくれることはなんだろう。

前作『ゼロトレ』のキャッチコピーは、

「羽が生えたように軽くなる」

だった。本作では、その「羽の動かし方」に注目してみたい。アルバトロスのように風に乗って上昇し、優雅に滑空するための「体のつくり方」とはいかなるものか。

キーワードは「不動」だ。

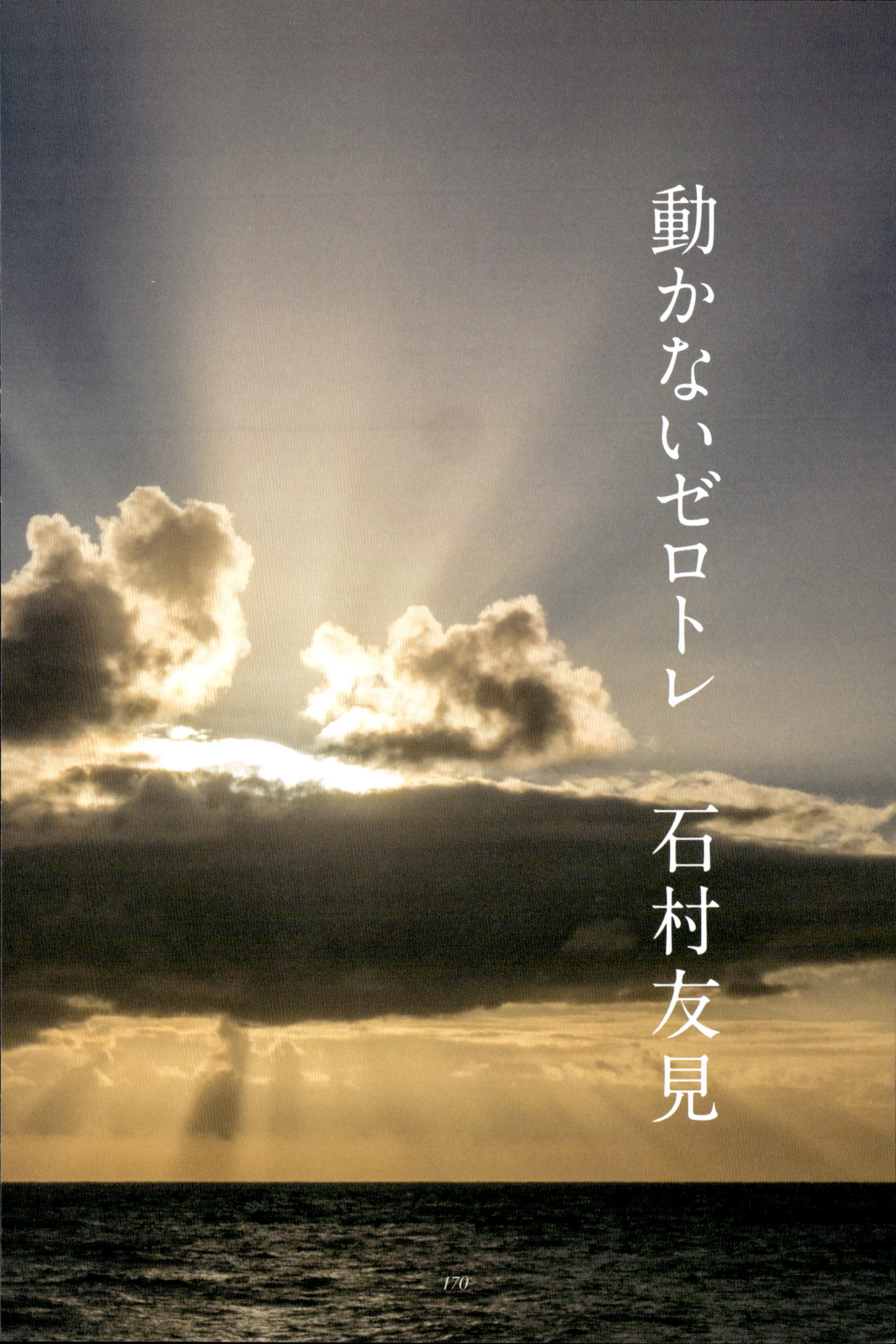

動かないゼロトレ

石村友見

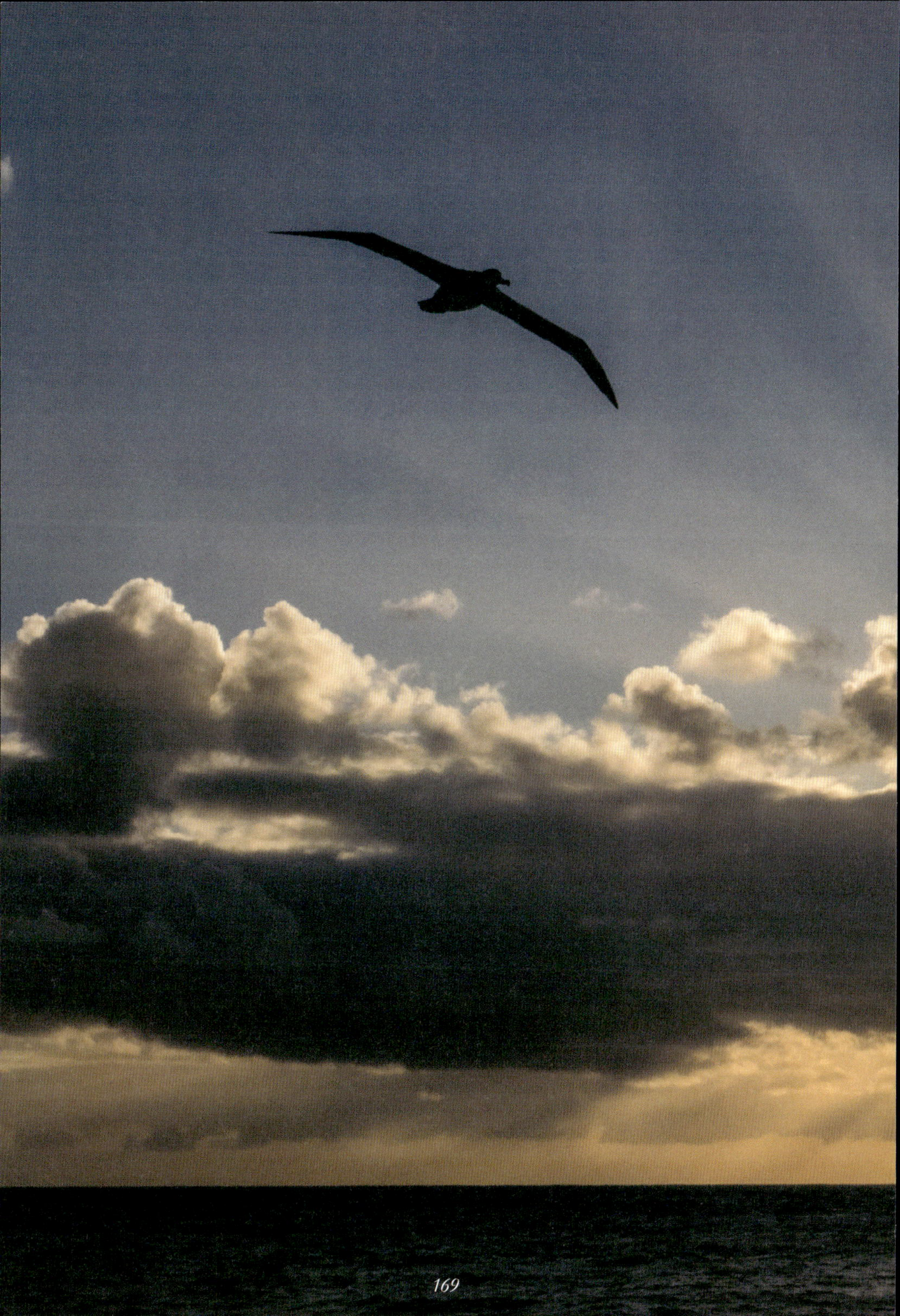

ゼロ章

「不動」が意味するもの

1章

朝から快調になる「動かないゼロトレ」

2章

「いい姿勢」が健康をつくる

3章

「動かないゼロトレ」のメリットと準備

4章

実践！動かないゼロトレ

終章
Road to ZERO

ゼロ章

「不動」が意味するもの

「動く＝正義」とは限らない

仕事においても、人生においても、「動く」ことは善とされ、「動かない」ことは悪とされがちです。これは、健康においても同じ。運動が「不足」することは、完全なる悪とされます。

果たして、本当にそうなのか。

そんな根本的なテーマに対峙しはじめて、長い年月が過ぎました。

確かに、体を「動かす」ことは、健康につながります。私自身もヨガをしたり、ジムで汗を流したり、ニューヨークの街をウォーキングしたりします。音楽を聴きながら歩いていると、気分も高揚しますし、様々なアイデアが浮かぶこともあります。トレーニングが終わったあとは、適度な心地よさを感じることも多い。

しかし一方で、**体の「動かし方」を間違えると、「善」どころか、「悪」になってしまうリスク**をとても感じるのです。

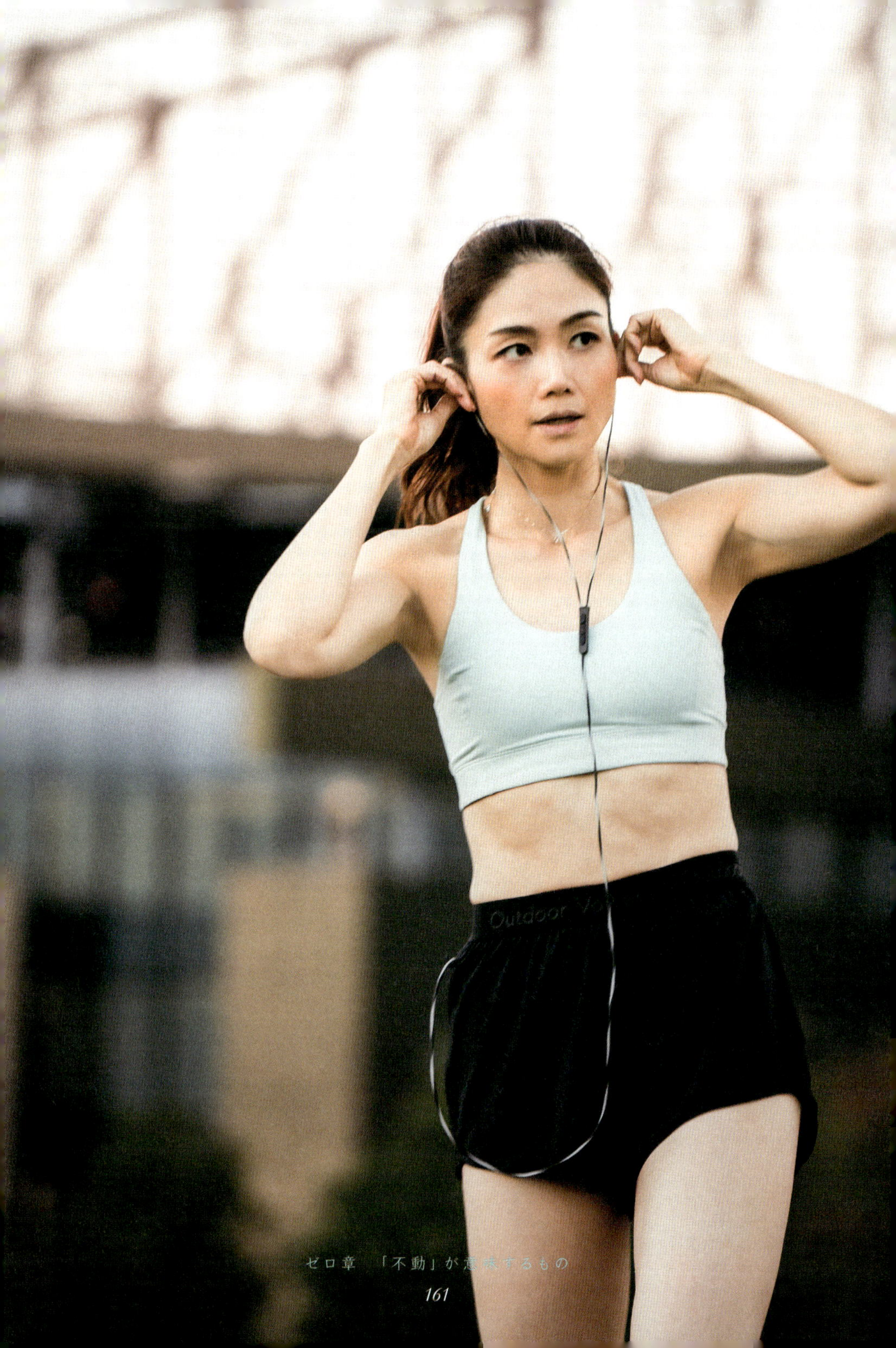

周囲に、ジョギングやストレッチ、ヨガなどをはじめて、体を痛めてしまった人はいないでしょうか？

首がこるからと、首を後方にグッと倒すようなストレッチをしただけで、動脈を圧迫し、重篤《じゅうとく》な事態を引き起こしてしまうことがあります。友人に誘われてジョギングをはじめ、ひざをケガしたり、心筋梗塞を起こしたりしてしまった人もいます。

健康のためにヨガのクラスに参加したものの、腰を痛めてしばらく「安静」を余儀なくされるケースもあります。私は、長年、ニューヨークでヨガの指導をしていますが、レッスン中に生徒さんに「ケガをさせない」ことにかなりの神経を使っています。「健康」のためにはじめた筋トレやジョギング、ストレッチ、ヨガなどによって、逆に体を壊してしまう人がたくさんいます。これでは、元も子もありません。

母が「外出」を拒むようになったわけ

誰しもが、毎日の暮らしの中に「運動」を取り入れられるとは限りません。仕事で疲れて帰ってきた日や、家事、育児に追われている日には、「動きたくない……」と思って当然です。

腰痛やひざ痛を抱えていると、医師にいくら「適度な運動を」と言われても、実際には難しいものです。ぎっくり腰の経験がある人は、ちょっとした動作でも腰が「ピキッ」となる恐怖を抱えていますし、変形性ひざ関節症の人は、駅の階段の上り下りだけでも苦痛です。

そもそも、高齢の人や、病気に苦しんでいる人、体の自由がきかない人にとっては、体を「動かす」ことは簡単なことではありません。

私の元には、

「肩が上がらず苦しんでいる父に、いいゼロトレはないでしょうか？」

「母が、数年前に脳梗塞を患って以来、脚を動かせなくなってしまいました。少しでも良くなるエクササイズはありませんか？」

といった「大切な人」を良くしてあげたいと願うお問い合わせがたくさん届きます。

私の母は数年前、突然、外出をほとんどしなくなりました。ニューヨークにいる私は、そんなことはまったく知らずに過ごしていたので、父にその事実を聞いたときは、とてもショックでした。ある日、電話で母にその理由を尋ねると、彼女はこう言いました。

「曲がった背中を見られたくないの」

若い頃から懸命に働いてきた母の背中は、こじらせた風邪をきっかけに曲がってしまい、「老婆」のようになっていたのです。このとき母はまだ、68歳でした。

長年、肩や腰の痛みに苦しめられている人。
脳梗塞を患って、片脚の自由がきかない人。
自分の姿を他人に見られたくないと、ふさぎこんだ私の母。

そんな人たちに、「適度な運動を」などと無責任なことは言えません。

できるだけ体を「動かさずに」、体の「メンテナンス」ができる方法はないのか——。

どんな人でも、安全に、いつでも行える方法はないのか——。

こんな問題意識の結果たどりついたのが、「動かないゼロトレ」です。

「不動」が意味するものとは

2018年に出版した私の初めての著書『ゼロトレ』は、おかげさまで86万部を超えるベストセラーとなり、数多くのメディアで取り上げられるとともに、じつに多くの方々が実践してくださいました。

この本は、「ダイエット」を主目的に書いたものでしたが、実践した方々からは「腰痛が消えた！」「肩がすっきりする！」「便秘が解消した！」といったお声をたくさんいただきました。

もともと、ゼロトレを開発した大きな目的は、人々を**「健康にする」**ことです。痛みや疲れのない「快適な体」。人生100年時代を生き抜く「しなやかな体」。そんな体づくりを目指して、単身でニューヨークに渡った13年前から研究、開発していたのがゼロトレでした。

これを世の中に広めて、一人でも多くの人に健康になっていただくことが私の夢だったので、その一歩を踏み出せてとても幸せな気持ちになりました。

ただ、これはゴールではなく、あくまで「Beginning」――はじまりです。暮らしの中に「当たり前」のようにゼロトレが浸透し、多くの方々が「羽が生えたように軽い体」で生きてくださることが私の願いです。

もっともっとゼロトレを普及させたい。

誰にでも、気軽に実践してもらいたい。

体を軽くすることで、心も軽くなってほしい。

そんな思いから、研究をはじめたのが「動かないゼロトレ」でした。

「不動」の意味を辞書で引いてみると次のように書いてあります。

　1、動かないこと。

2、他の力によって動かされないこと。ゆるぎないこと。

ゼロトレの「ゼロ」は、**「ゼロポジション」**のゼロです。**加齢とともに縮んでしまった体の各部位を、あるべき元（ゼロ）の位置に戻すトレーニングがゼロトレです。**これによって、こりや違和感、痛み、疲れ、不調から解放され、「心」までも乱れのないゼロのポジションに戻ります。

「不動」が意味する、「他の力によって動かされない、ゆるぎない」は、ゼロトレの精神につながるものであり、同時にもうひとつのシンプルな意味である「動かない」は、「ゼロ」そのものです。

不動――動かない

これこそが、ゼロトレをさらに進化させるキーワードになる。そう直感的に感じた私は、「動かないゼロトレ」の研究をはじめました。

まずは、体の「縮み」を解決すること

長きにわたって、体を思うように動かすためには、体の「縮み」を改善する必要があります。

街に出て、歩いている人たちを観察してみると、首が前傾し、背中が丸まっている人が多いことがわかるはずです。加齢とともに首の前側が縮んだことで、頭が前に倒れるようになり、それに引っ張られるようにして肩が内側に入る「巻き肩」になり、背中までも丸まっていきます。

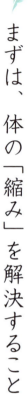

こうなるといくらマッサージを受けても肩こりは改善せず、腰にもつねにだるさを感じて生きていくことになります。痛みやだるさの原因は、**「体の縮みから起こる姿勢の悪化」**であり、これを改善しないまま いくら運動しても、体に「良い」はずがありません。まずは「縮み」を改善すること。その上で、体を動かせばいいのです。

本書では、健康体になるために、年齢を問わず、以下の**「8つの問題」**を改善していきます。

1、前傾首……………首が斜め前にせり出した状態
2、巻き肩……………両肩が内側に入った状態
3、短い脇……………脇が縮んで腕が短くなった状態
4、猫の背……………背中が丸くなった猫背の状態
5、丸い腰……………腰が立たずに、丸くなった状態
6、閉じた股関節………股関節が内側に閉じてお尻が広がった状態
7、曲がりひざ…………お尻がひけて、ひざが曲がった状態
8、山型の足……………足指が伸びずに、縮こまった状態

この**「8つの問題」**を改善することで、姿勢は劇的に良くなり、重力を受けにくい軽やかな体が手に入ります。長年苦しめられていた肩こりや腰痛、ひざ痛などが改善する人はたくさんいますし、内臓の機能が正常化して胃腸が元気になったり、「便秘が嘘のように改善した」という人もいます。また、ダイエットをしているつもりがない

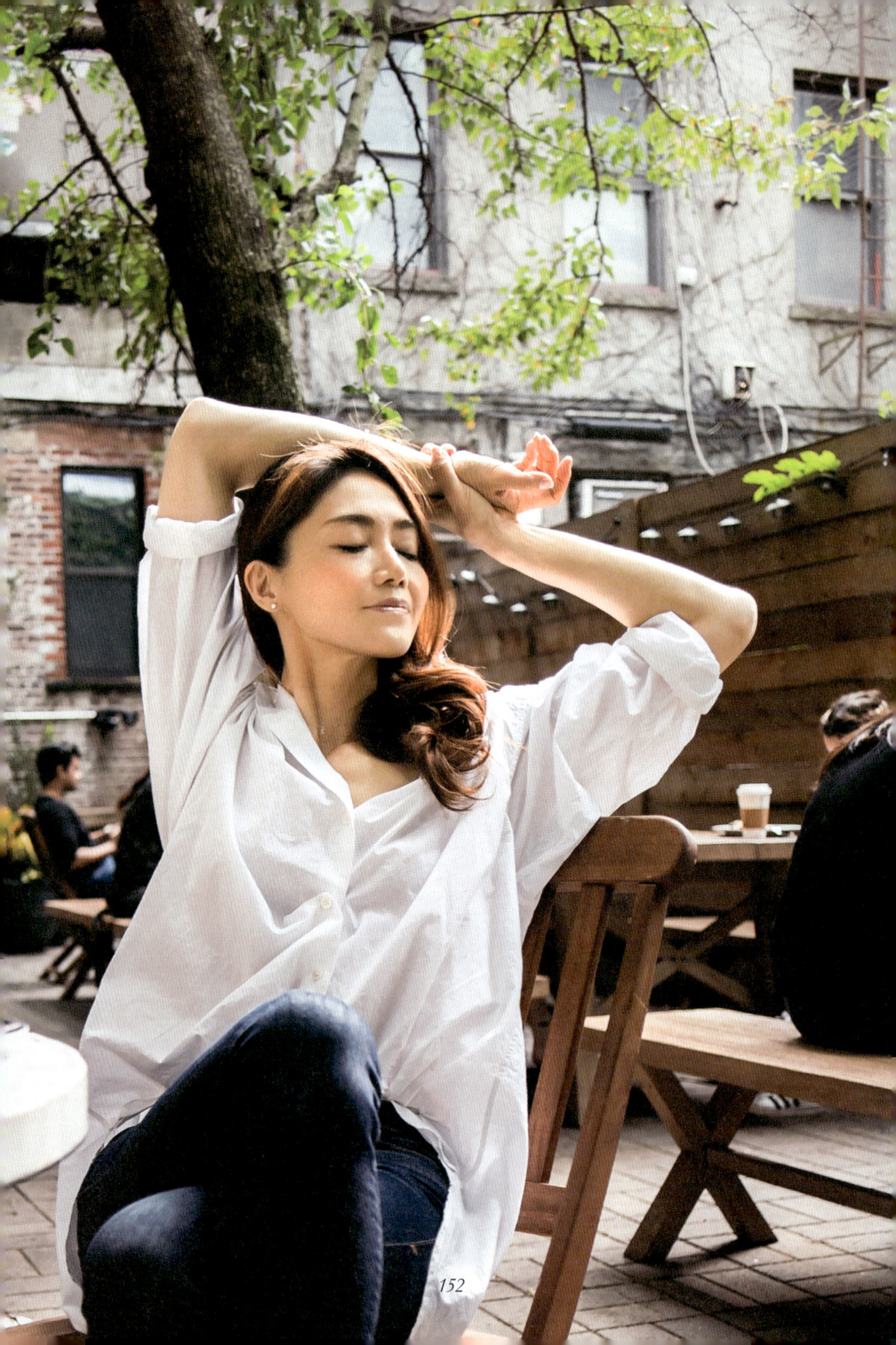

のに体形も良くなります。

これらを実現する方法こそが、「動かないゼロトレ」です。寝たまま〝あるポーズ〟をとり、そのままじっとしているだけで、**「8つの問題」**はあきらかに改善していきます。しかも、「動かない」のですから、ケガをしにくく安全で、疲れた日にも気軽に取り入れることができます。

そして、何より**「気持ちいい」**のです。そう、「動かないゼロトレ」の最大の特長は「気持ちいい」ことです。重力に身をゆだねて体をストレッチしていくこのメソッドを一度はじめると、あまりに気持ちよくて「いつまでもやっていたい」と感じることでしょう。また、終わったあとの爽快感も素晴らしいものです。

アルバトロスが、羽を「動かさず」に優雅に滑空するように、最小の消費エネルギーで、しなやかな体が手に入るのです。

百聞は一見にしかず。早速、「動かないゼロトレ」をひとつご紹介しましょうか。朝、起きた瞬間に、パジャマのままベッドで行うと、1日が快適に過ごせるゼロトレです。

1章

朝から快調になる「動かないゼロトレ」

最近、「快適な目覚め」をした朝はありますか？

「この30日間で、朝、快適な目覚めを迎えた日は何日ありますか？」

先日、ゼロトレの体験会に参加してくださった方々に、こんな質問をしたところ、ある方がこう答えました。


「石村先生、30日どころか、この1年で快適に目覚めた日なんて、まったく記憶にありません……」

それを聞いた他の方々も、いかに朝から調子が悪いか、口を開きはじめました。


「起きた瞬間から腰と首が痛くて、その痛みが消えるのに2時間くらいかかる……」

「寝れば寝るほど肩がこる。枕が合っていないのかも……」

「起き上がって歩こうとすると、かかとが痛くて……」

「寝起きがとにかくだるくて、起きたくない。カーテンをシャーっと開ける夫にイラッとくる」

「いくら寝ても疲れがとれない。できることならベッドでずっと寝ていたい……」

みなさんこのように痛みやだるさ、疲れとともに朝を迎えていました。本来であれば、朝は、前の晩にゆっくり寝ることで疲れを「リセット」して目覚めたいところですが、むしろその逆の結果になってしまっているわけです。

起きた瞬間に痛みや疲れを感じることには、理由があります。**人間の体は寝ている間に縮んでいくためです。**

たいていの人は、体のどこにも負担のかからない「正しい姿勢で一晩中寝る」などということはできません。

首を右に傾けて寝ていると、首の右側が縮んだ状態になります。これによって「首を寝違えた」と感じたり、右肩にだるさを感じたりします。

横向きで背中を丸めて寝ていると、お腹や胸、首など体の前側が縮んでいきます。腰が曲がった状態でロックされ、一晩過ごすわけですから、体への負荷は相当なものです。

目覚めたときに、「伸び」をしたくなるのは、無意識のうちにこれを改善しようとしているわけです。

仰向けで手のひらを下（床）向きにして寝ていると、肩が前に入ってしまういわゆる「巻き肩」の状態になります。

こうなると胸や脇が縮み、朝起きたときに「腕が上がらない」という事態が起こります。

体の「縮み」は、専門的には「拘縮《こうしゅく》」といって、伸展性が失われた状態のことです。

人間の体には、この拘縮がつねに起こっており、筋肉や関節が縮んで、そのままロックされてしまいます。**縮んで曲がった筋肉や関節を、ホッチキスで「パチン！」と留《と》めてしまったような状態**です。

年齢を重ねると、健康診断などで身長を測ったときに**「以前より低くなった」**と感じることがよくありますが、これは実際に体が縮んでしまったわけです。お年寄りが小さくなっていくのも、同じ理由です。

「朝と夜で身長が違う」ということも頻繁に起こります。

朝起きた瞬間から痛みや疲れを感じ、それを引きずりながら1日を過ごす。これでは、快適に生きていくことはできません。

ベッドから気分よく起き上がり、爽やかに1日がはじまる。

きっと、そんな状態が理想のはずです。
じつは、この理想を実現することは、そんなに難しいことではありません。早速、ベッドの上で行う「動かないゼロトレ」をひとつご紹介しましょう。痛みや疲れを一瞬でリセットする「朝の1分ゼロトレ」です。
気持ちよくて、病みつきになるかもしれませんよ。次のページで、写真をまじえてご紹介しますね。

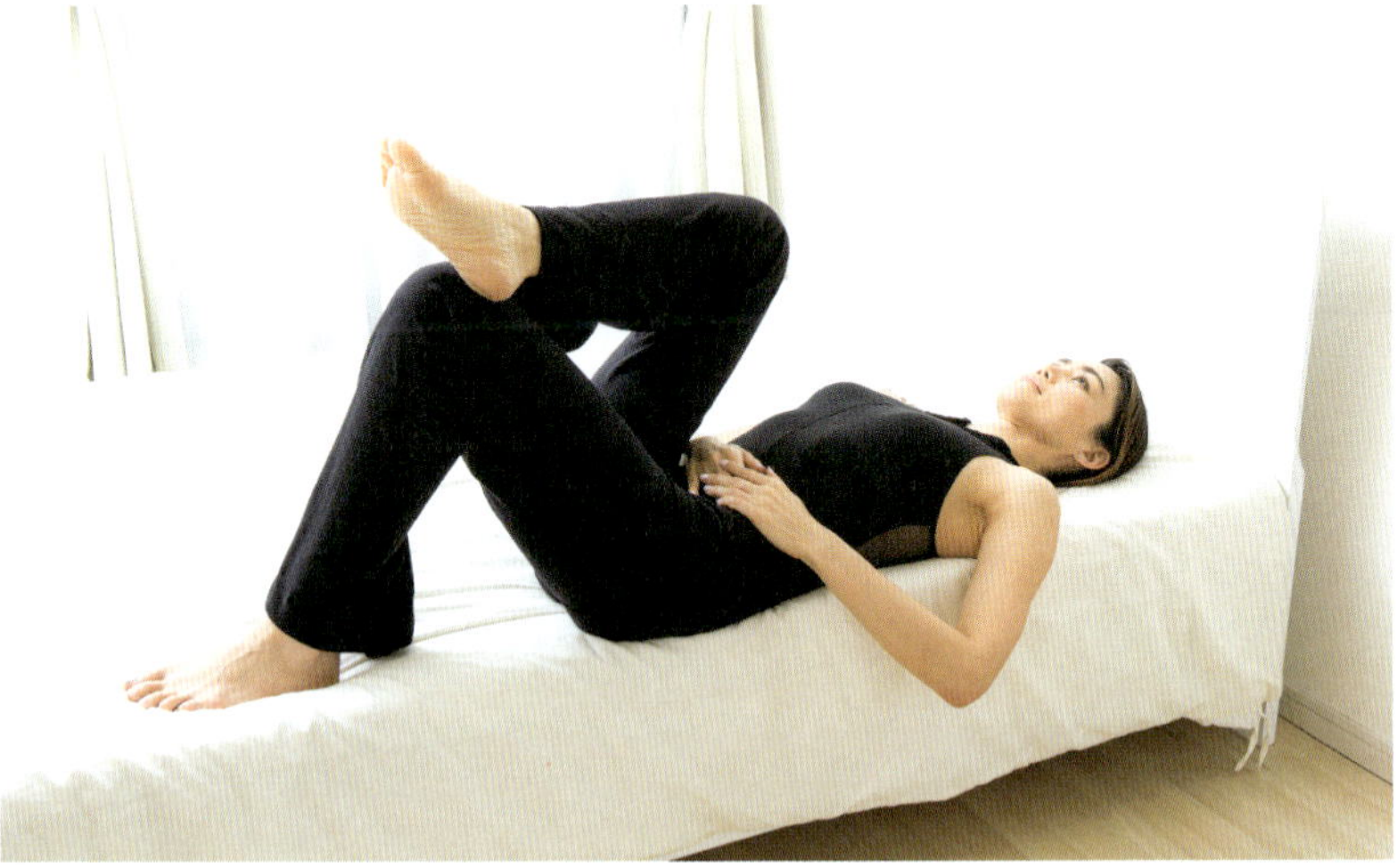

朝から快調になる「動かないゼロトレ」

まず、ベッドの左端に仰向けになり、左ひざを立て、右足かかとをのせる。

次に、左腕をベッドの外に出し、両ひざを右側に倒す。このまま、30秒間じっと動かない。

今度は体の向きを変えて、先ほどと反対のポーズをとり、30秒間じっと動かない。合計1分。

30秒

重力で勝手に肩が開き、腰も伸びる。

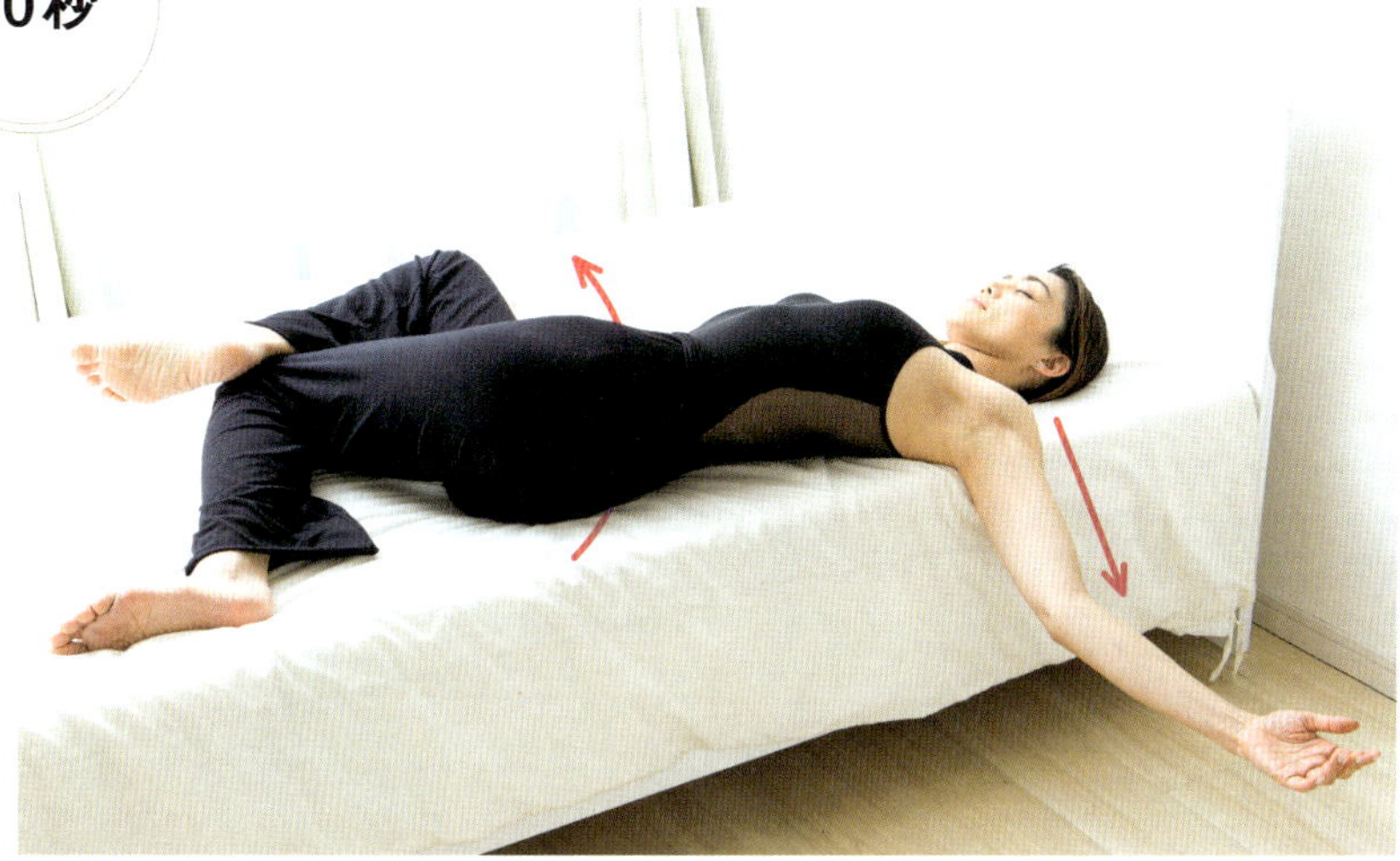

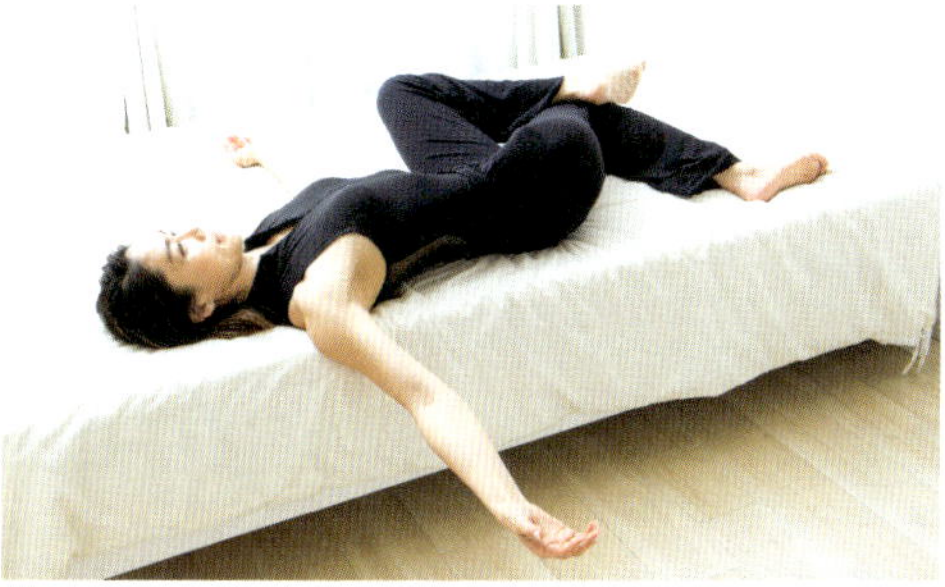

反対側も同様に。

注：腕にしびれを感じるようなら中止してください。

たったこれだけのことで、寝ている間に縮んでしまった体が元（ゼロ）の状態に戻り、1日を快適にスタートできるのです。運動するのではなく、単にポーズをとって「動かない」だけですから、寝起きでボーッとしていてもできます。

ベッドの外に腕を出すことで、内側に入った肩がスーッと外側に開いて元のポジションに戻り、それに伴って首、胸なども元のポジションに戻ります。立てたひざを伸ばした腕とは反対側に倒すことで、縮んだ腰、背中、股関節もグーッと伸びて元のポジションに戻ります。

わずか4行の間に、3回も**「元のポジションに戻る」**という言葉を使いましたが、これこそがゼロトレの真髄です。縮んだ体の各部位を元（ゼロ）のポジションに戻すから「ゼロトレ」。しかも、この「動かないゼロトレ」は、**ポーズをとったら、あとは重力に身を任せてジッとしているだけですから、簡単で、とにかく「気持ちいい」と感じることが特長**です。

「この1年で快適に目覚めた日なんて、記憶にありません……」と言っていた生徒さ

んたちに、このゼロトレをお教えしたところ、みなさん翌朝から早速ためしたようで、

「先生！　何か月かぶりに朝から快適な日を過ごせました！」

「めちゃくちゃ気持ちよくて、1分どころかずっとやっていたいです！」

というメッセージがたくさん送られてきました。

「気持ちいい」こそが正解！

以前に出演させていただいたテレビ番組の企画で、1週間のダイエットチャレンジをしてくださったあるタレントさんは、ご本人いわく「五十肩」で、2年近く腕がまっすぐ上がらずに悩んでおられました。

そのタレントさんの肩に「異変」が起きたのは、ゼロトレを直接指導する1回目のロケのときのことです。なかなか腕が上がらないという彼女の腕と肩を私がサポートしながらゼロトレをしてもらったところ、わずか30分ほどで、腕がまっすぐ上に伸びるようになったのです。誰よりも驚いたのはご本人です。

「えーっ！　石村先生、一体何したんですか？　お医者さんに行っても全然治らな

かったのに!!　しかも、こんなに気持ちいいなんて！」

番組の企画の主目的は「ゼロトレを1週間行ってウエストを細くする」というものので、その方はこちらも見事に達成されたのですが、何より、長年悩んでいた五十肩が改善したことを喜んでくださいました。

彼女がおっしゃった「こんなに気持ちいいなんて！」という言葉。これこそが、ゼロトレの真髄です。長年の間に、縮んでしまい、体に重くのしかかるようになってしまった肩や首や腰。それが、スーッと伸びてゼロのポジションに戻っていくのですから、「気持ちいい」と感じて当然なのです。まさに、「肩の荷がおりた」状態です。

本書でご紹介する「動かないゼロトレ」は、その「気持ちよさ」にさらに磨きがかかっています。無理に伸ばしたり、人から押されたりする「不快さ」はまったくありません。ポーズをとったら、そのままじっとしているだけで、縮んだ部位がスーッと「気持ちよく」伸びていきます。

「不快」ではなく、「快」こそが、体を整えるための正解なのです。

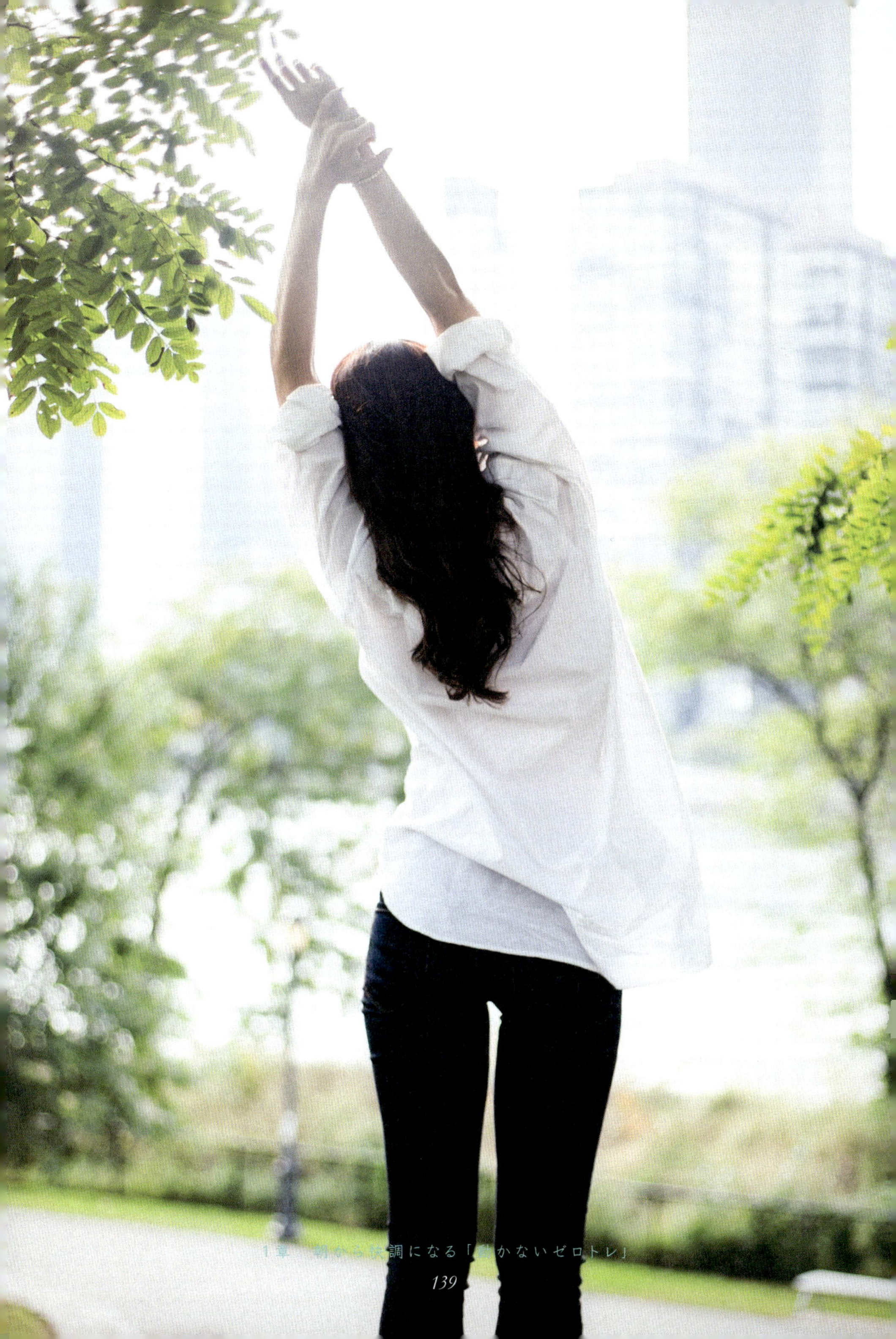

2章

「いい姿勢」が健康をつくる

姿勢を正すと「生きる力」が湧いてくる

舞台女優をしていた経験から、色々な人の立ち姿や歩き方、表情、体の動きなどを「観察」するクセがあります。

威厳のある人は、どんな座り方をするのだろう？
人が悲しむとき、肩はどう動くのだろう？
記憶を思い出すとき、視線はどこを向いているだろう？

役者は、そういった観察を通して、自分の演技を磨いていくものです。

では、**「健康な人」と「健康ではない人」の演技で何が大きく変わるかというと、「姿勢」です。**もちろん、表情や身のこなしなど、様々な違いがありますが、何より、背中を丸めて、ややうつむくだけで、健康のイメージからはかけ離れていきます。

病院で点滴スタンドを押している患者さんが、「胸を張ってハツラツと歩く」などということはありません。背中は丸まっている。

慢性的に腰痛に悩んでいる人も、大抵、猫背です。
一方、健康体の人は、姿勢が良く、視線も高めで、ハツラツとしているものです。

これは何も「体」だけのことではありません。姿勢は「心」にも大きく影響します。
清々しいときに、うつむいて歩く人はいませんし、悲しいときに上を向いて歩く人もいません。気分のいいときは姿勢が良く、落ち込んでいるときは背中が丸まりがちです。

よく、悲しいときに「笑顔をつくる」と脳がだまされて悲しみが緩和される、というようなことを聞きますが、私は**「姿勢」にも脳をだます力があるのではないか**と感じます。姿勢を良くすると、生きる力が湧いてくるものです。

彼女の「ひざ痛」が消えたワケ

疲れやだるさ、痛み、こり、冷えなどのない体は、じつに快適です。しかし、そんな快適な状態に体を保つことができている人は、ほとんどいないはずです。「朝起きた瞬間から疲れている」人がたくさんいますし、年齢を重ねると体の「どこか」がいつも痛かったり、重かったりします。

友人の女性が私の自宅に遊びに来たときのこと。彼女は、自分の「ひざ」の悩みを話してくれました。

彼女は、40歳を過ぎた頃から右ひざが痛くなり、病院に行くと、医師に「老化現象の一種ですね。ひざの周りに筋肉をつけるような運動をしてください」と言われ、「まだ40過ぎなのに、老化現象って……」とショックを受けたそうです。

彼女にとって厄介なのは、

「運動をしてください」

というひと言です。確かに、若い頃に比べるとだいぶ太ってきたようです。ひざの周りに筋肉がついていたほうが、患部を守れそうなこともわかる。でも……、ひざが痛いわけですから、長時間のウォーキングはできないし、脚を曲げ伸ばしするような筋トレもできない。

医師にそう伝えると「プールで歩くといいですよ」と言われたそうです。確かに、水中ならひざへの負荷も軽いですものね。しかし、その友人にとっては、プールに行くのは億劫《おっくう》で仕方がありません。近所の人に、水着姿を見られるのも嫌なようです。

彼女は、時折ひざを気にしながら、懇願するような目で、私に言いました。


「ともみちゃん、どうしたらいいかな……」


私は、彼女のひざの状態をチェックしたくて、仰向けに寝てもらいました（なぜ、仰向けに寝てもらったかは、あとで詳しくお話ししますね）。

すると、右脚より左脚のほうが少し長いことがわかりました。そこで私は、彼女に、ある「動かないゼロトレ」を教えました。その間、5分ほどだったと記憶しています。

それが終わると私は、「じゃあ、立ってみて」と促しました。立ち上がって直立姿勢になった彼女は、一瞬上を向き、「ん!?」と考えた表情をした直後、驚きの声をあげたのです。

「……えっ！　えっ！　え――――っ!!」

「どう？」

「ウソみたい。ひざに重さを感じない！　なにこれ!?」

「少し歩いてみて」

「うん、わかった……えっ、痛くないんだけど！　ともみちゃん、何したの!?」


私が教えたのは、「曲がりひざを治すゼロトレ」（34ページ参照）でした。彼女は、右太ももの筋肉が縮み、それによって右ひざが引っ張られて、曲がってしまっていました。それによって痛みを感じていたのです。そのため、右太ももの縮みを解消し、曲がった右ひざを伸ばす必要がありました。そこで、「曲がりひざを治すゼロトレ」を行い、左右差をなくしたのです。

これによって、**彼女の右ひざはまっすぐになり、重心の位置が「体のセンター」になって姿勢が正され、右ひざへの負荷が小さくなった**のでした。

「曲がりひざを治すゼロトレ」は壁とクッションを使って行うのがポイントです。34ページで詳しく解説しますね。

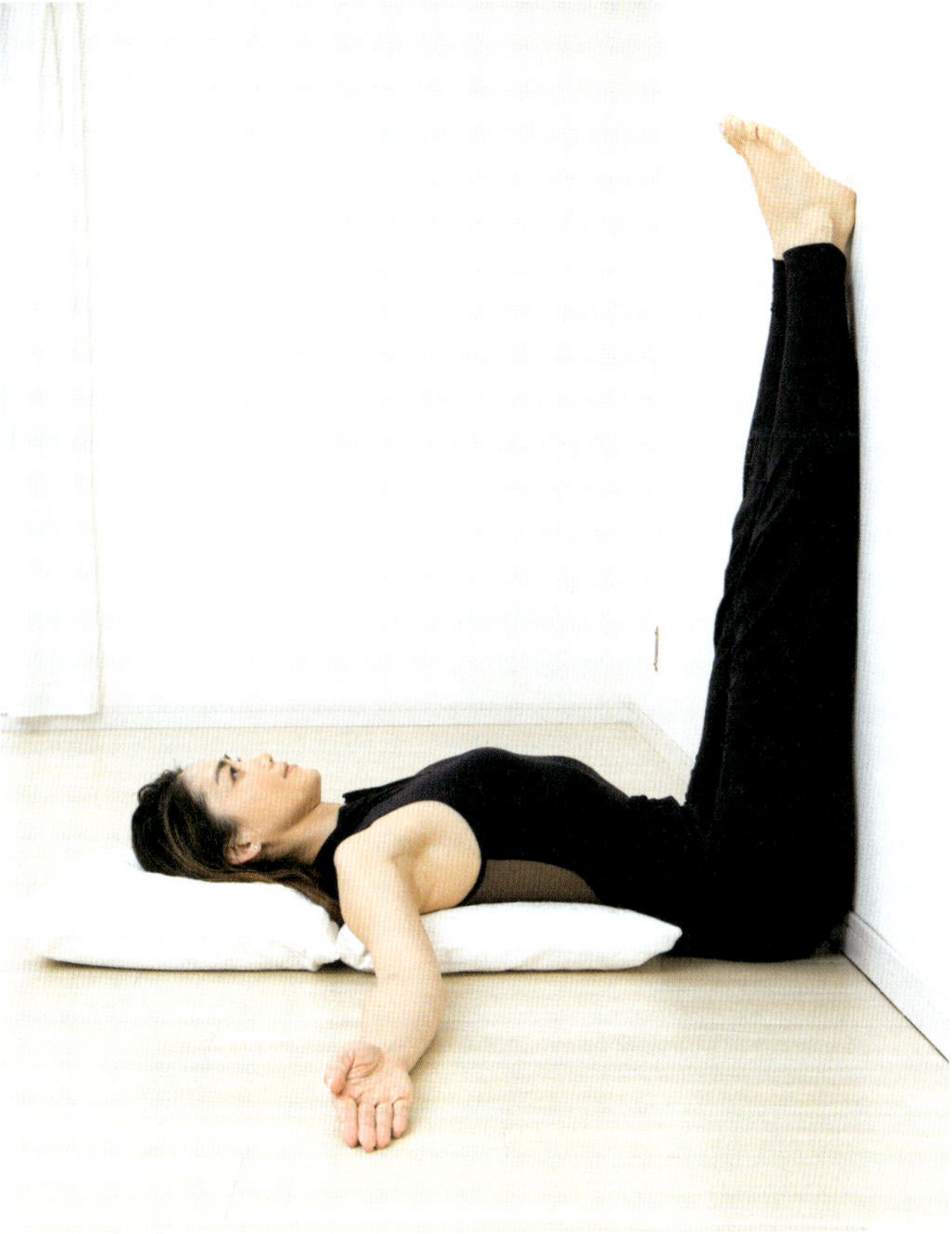

「曲がりひざを治すゼロトレ」は壁とクッションを使って行う。詳しくは34ページ参照。

肩に「101匹わんちゃん」が乗っている!?

この本で、私があなたにお伝えしたいことは、たったひとつです。

「いい姿勢が、健康な体をつくる」

これに尽きます。なぜなら、**いい姿勢でいることで、体にかかる重力が少なく、負荷が小さくて済む**からです。

水泳の「飛び込み競技」を思い出してください。選手は、飛び込み台から、クルクルと回転技を行いながらプールに向かって飛び込むわけですが、入水する直前の姿勢がプールに向かって、**「まっすぐ」「垂直」**になっていれば、体に当たる水の面積がわずかなため、水しぶきがあまり上がりません。水の抵抗が少なくて済むわけですね。

一方、入水姿勢が傾いていると、水が体に当たる面積が多くなり、水しぶきがたくさん上がってしまいます。水の抵抗を、もろに受けた状態。こうなると減点されてしまいます。

じつは、地上に立っているときも、これと同じようなことが起こっています。水しぶきを「重力」に置き換えてイメージしてみてください。地面に対して、垂直に立てると、体が受ける重力は最小限で済み、あちこちに負荷がかかることはありません。

一方、首が前に傾いていたり、猫背になっていたりすると、体に受ける重力は大きくなり、あちこちに負荷がかかったまま生活することになってしまいます。

たとえば、**アゴが前に突き出ているだけで、肩もそれに引っ張られるように前に出て、約20キロもの負荷がかかります。**

20キロというと、犬なら「大型犬」です。シベリアン・ハスキーとか、「101匹わんちゃん」でおなじみのダルメシアンあたりでしょうか。アゴを突き出しているだけで、肩にダルメシアンが乗っているわけですから、肩がこって当たり前ですよね。

姿勢が悪いということは、肩にはダルメシアン（約20キロ）が乗り、腰はコアラ（約10キロ）に、ひざはナマケモノ（約6キロ）に抱きつかれたまま、生活しているようなもの。たとえ、あなたが無類の動物好きでも、さすがにこれは苦しいですよね。

逆に、いい姿勢でいれば、動物が体にまとわりついてくることはありません。受ける重力が最小限で済むわけですから、痛みや疲れ、だるさ、重さを感じない快適な体でいられるわけです。

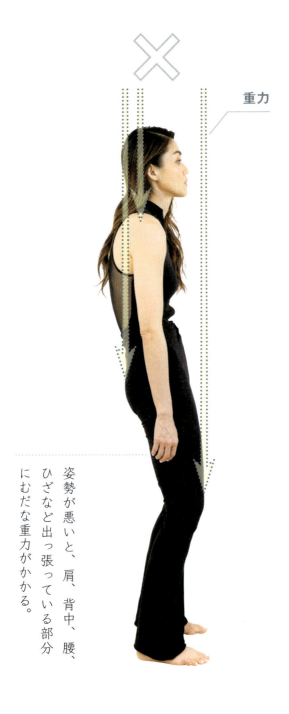

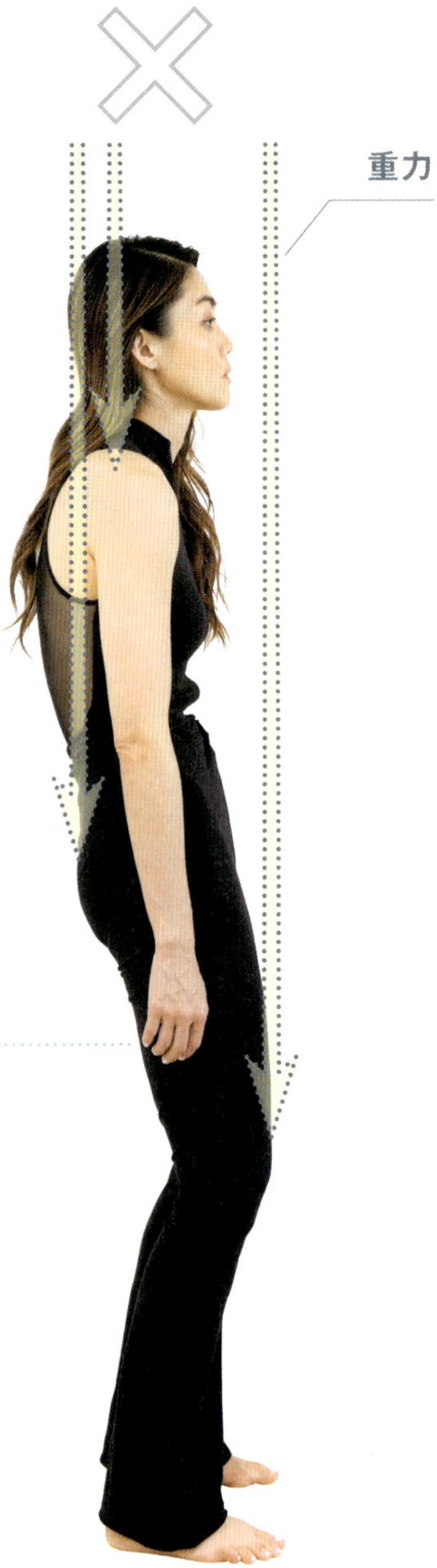

姿勢が悪いと、肩、背中、腰、ひざなど出っ張っている部分にむだな重力がかかる。

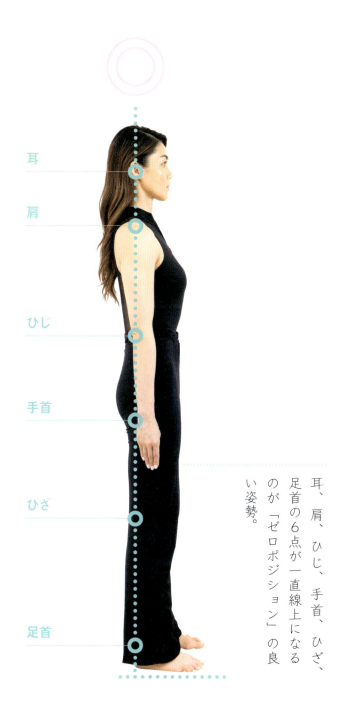

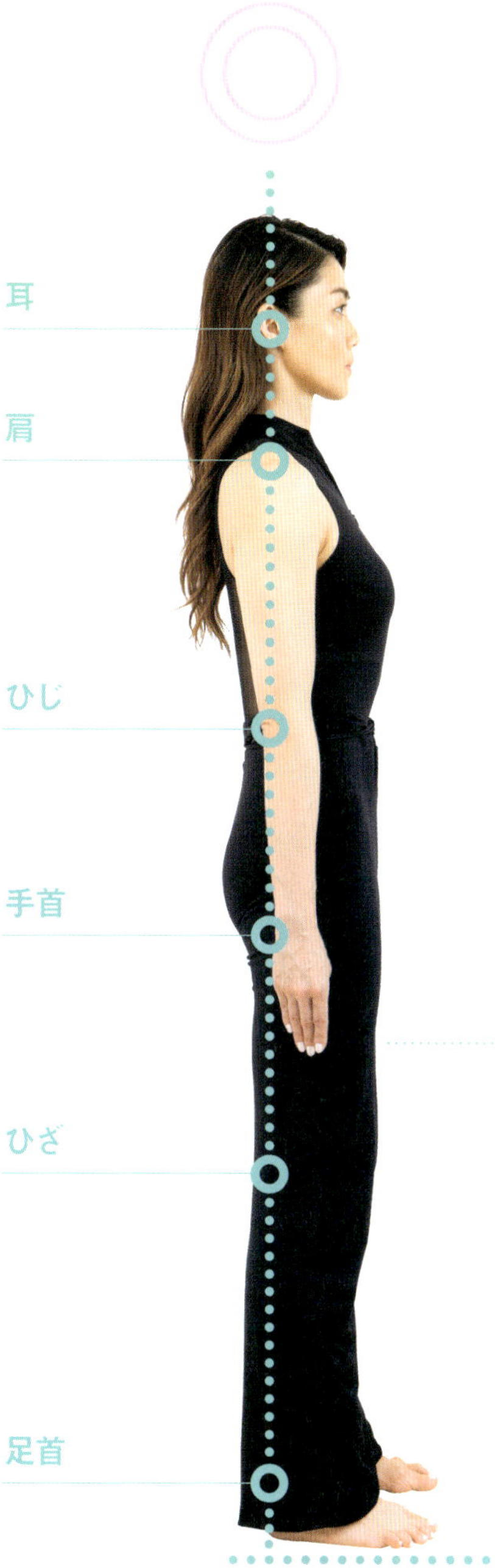

耳、肩、ひじ、手首、ひざ、足首の6点が一直線上になるのが「ゼロポジション」の良い姿勢。

「どこが縮んでいるか」は、どうすればわかる？

いい姿勢は、体の各部位の縮みを治すことでつくられます。では、「自分は」どこの縮みを治せばいいのでしょうか⁉　誰もが、同じ部位が縮んでいるわけでなく、その人の普段の姿勢や生活スタイルによって異なるものです。

自分の体の「どこが縮んでいそうか」は、「うすうす」「なんとなく」思い当たる節があるかもしれませんが、本当のところ自分ではわからないものです。

ひざ痛の原因が「ひざ」に、肩こりの原因が「肩」にあるとは限りません。ひざ痛に悩んでいた私の友人は、その原因が「股関節の縮み」にあるなんて、夢にも思わなかったと言います。

肩こりの原因は「手首」の硬直にあったり、五十肩の原因は「脇」の縮みにあったりするものです。

そこで、「動かないゼロトレ」をやる前に、特にどの部位が縮んでいるか、体の状態をチェックしてほしいのです。

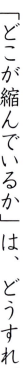

では、どうすればそれがわかるのか⁉

友人のひざ痛を改善するために、私が行ったことを覚えているでしょうか？　そう、**「仰向けに寝かせる」**ことです。

「仰向け」でわかる体の縮み

「動かないゼロトレ」は全部で8種類あり、そのほとんどを「寝た姿勢」で行いますが、実際のゼロトレをご紹介する前にまず、あなたの体の状態を確認してみたいと思います。

床の上に、ただ「仰向け」に寝てみてください。フローリングやヨガマットの上など、「平《たい》ら」なところがいいです。

さあ、いかがでしょう。何か感じますか⁉　「一体、何を感じろというの⁉」という声が聞こえてきそうですね。そこで、いくつかのチェックポイントと、その原因についてお伝えします。

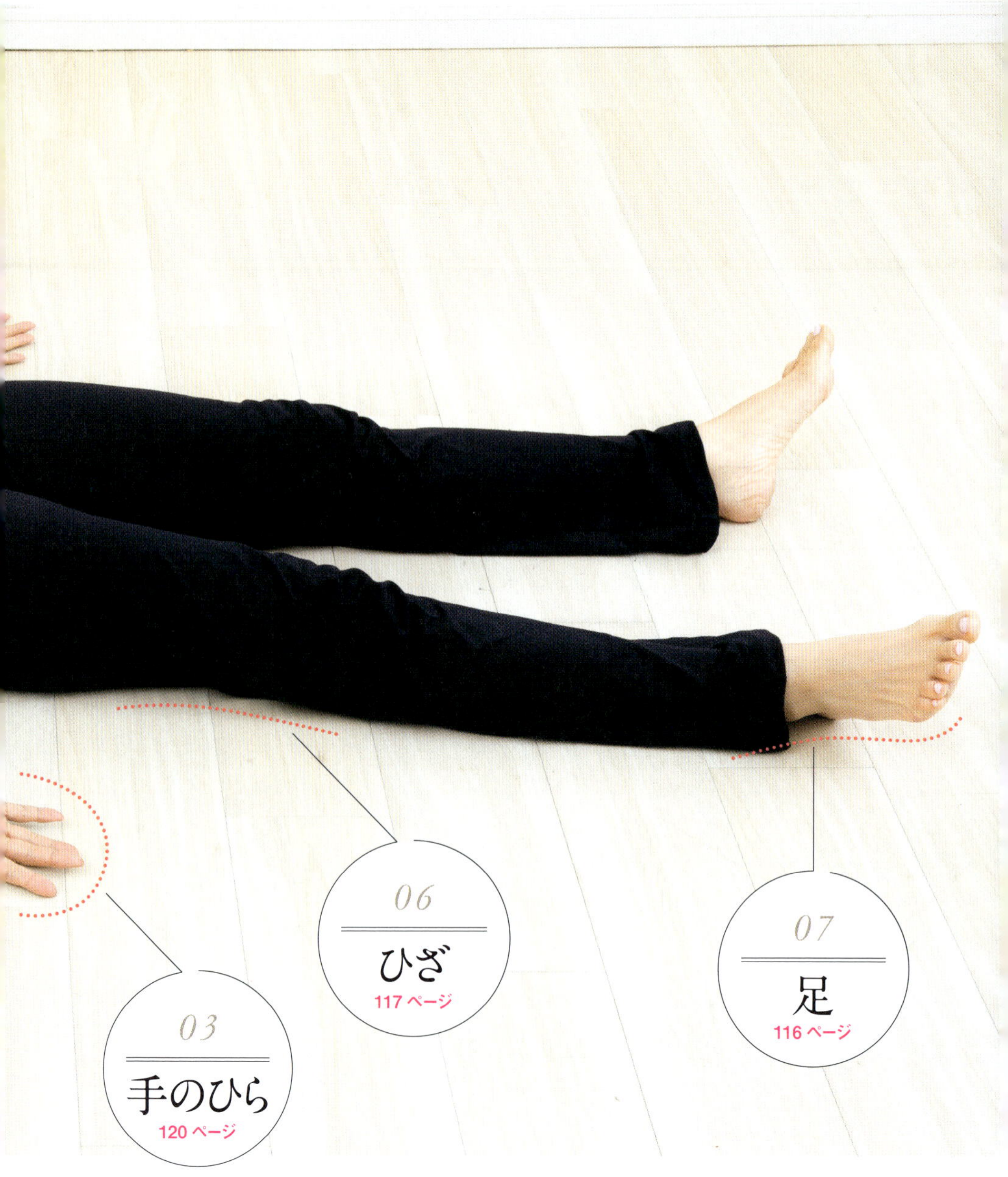
03
手のひら
120 ページ
06
ひざ
117 ページ
07
足
116 ページ

仰向けでチェックする
7つのポイント

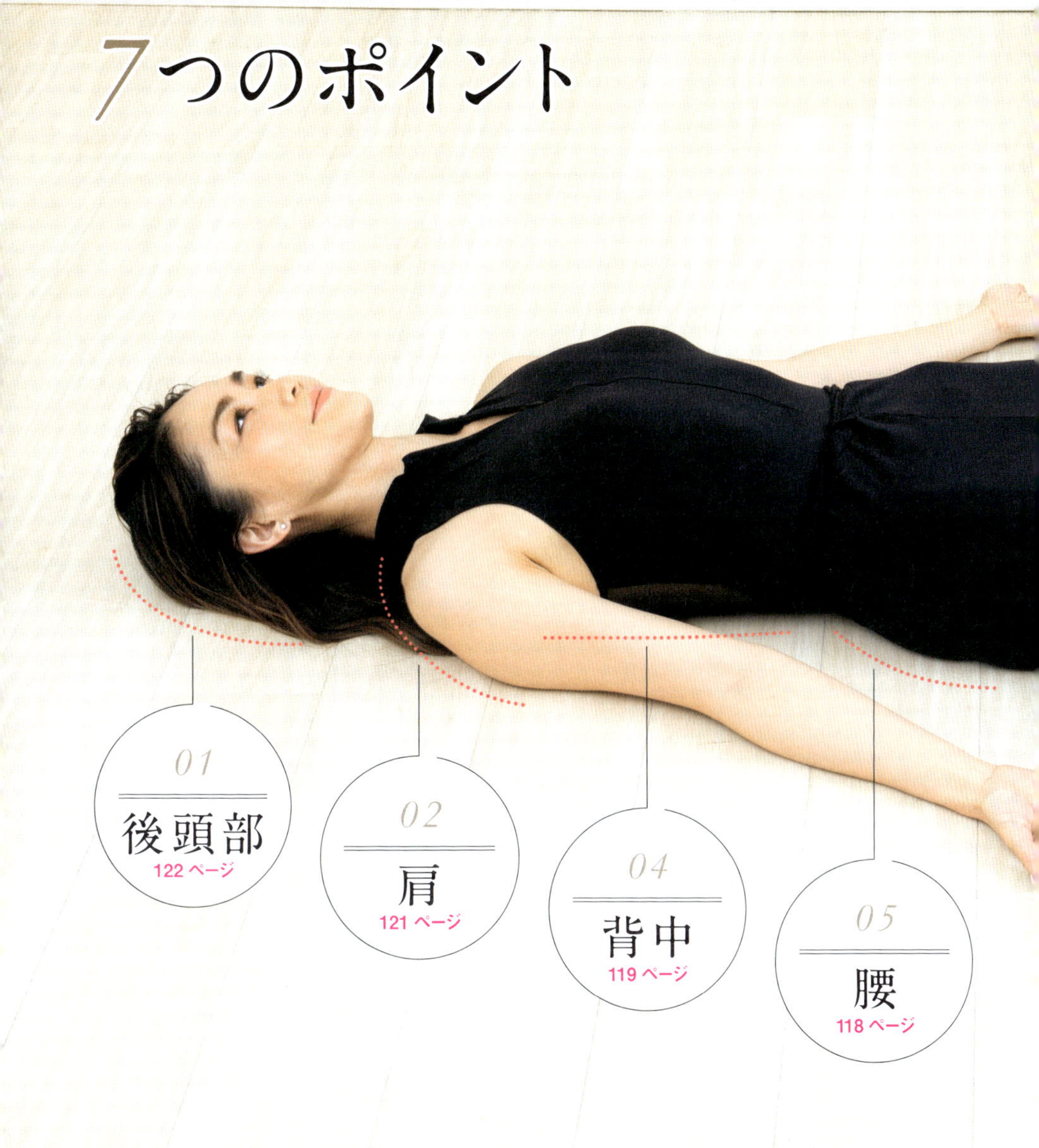

01

「後頭部」の接地面はどうか？

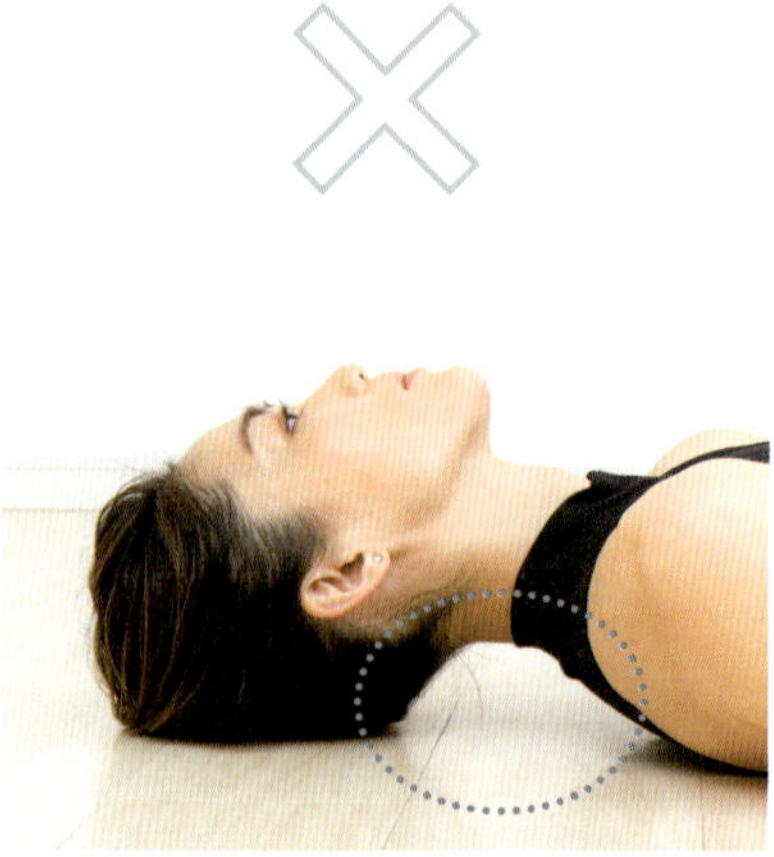

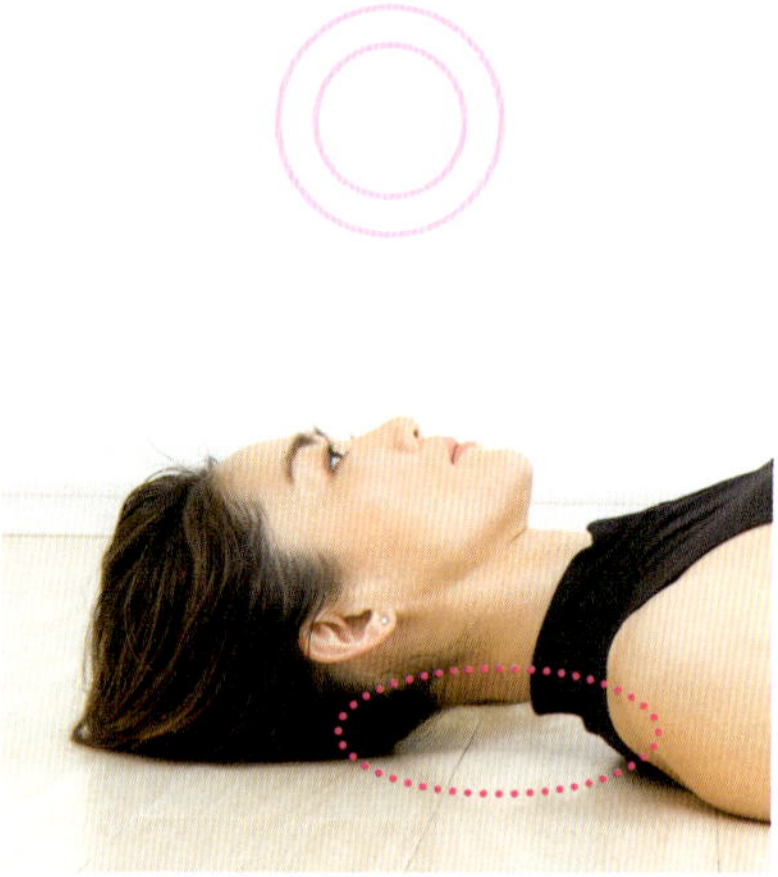

後頭部の下部（首寄り）から中部にかけて、床についているのが首のゼロポジション。アゴが上がり、後頭部の上部しか床に接地しないと、首と床の間に大きな隙間ができる。

02

「肩」の接地面はどうか？

×

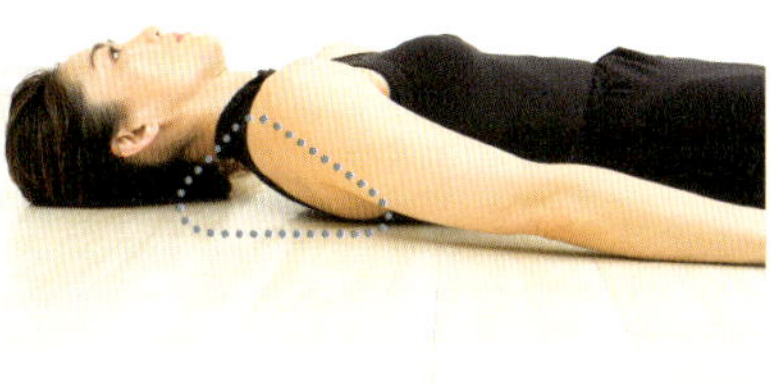

◎

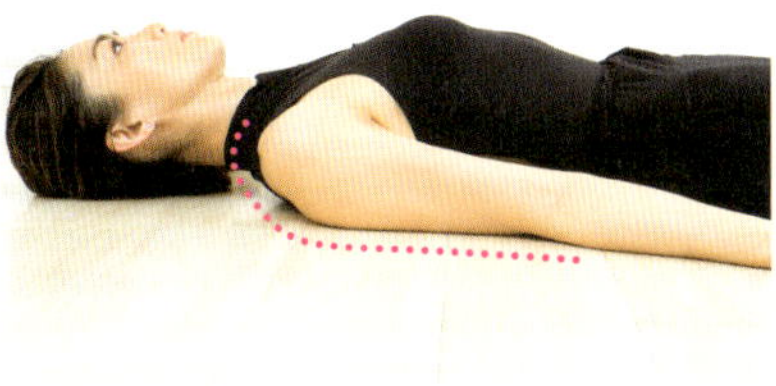

肩が床についているのがゼロポジション。肩と床の間に大きく隙間が空いていれば、「巻き肩」の証拠。左右の肩で、違いがあるかもチェック。

03

「手のひら」の向きは？

×

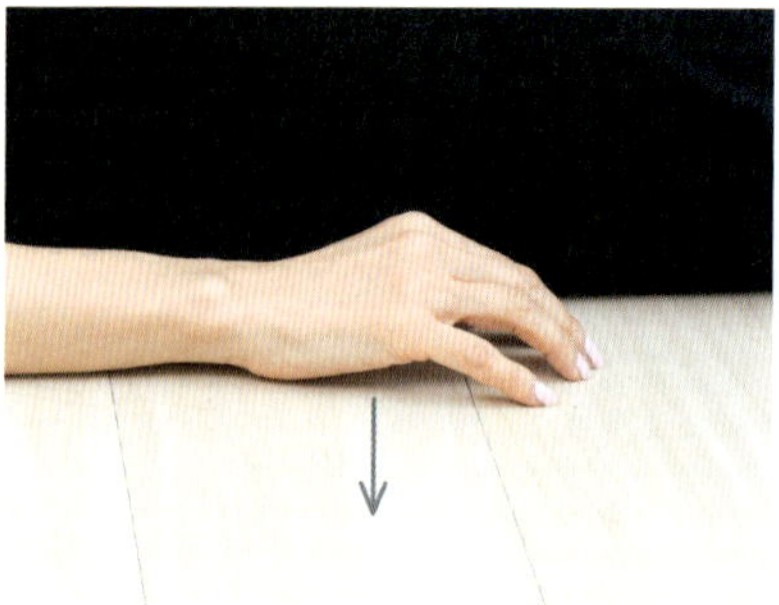

◎

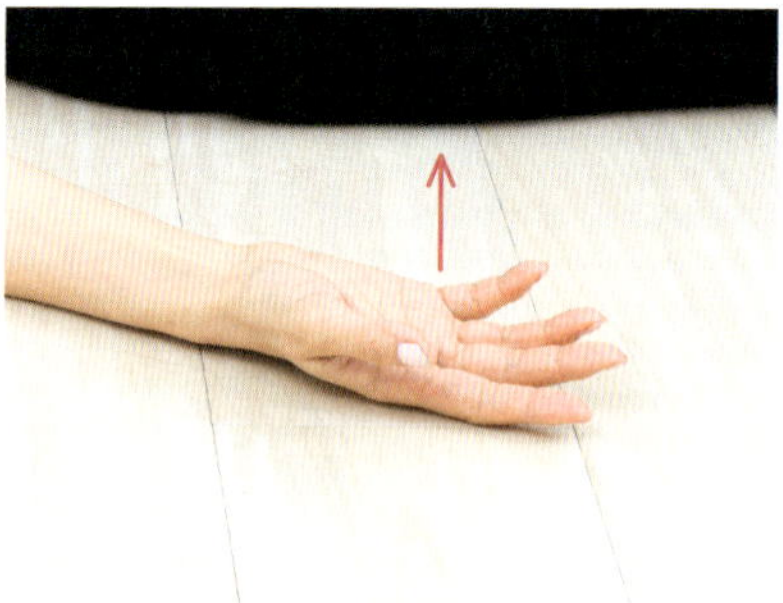

手のひらが上（天井）を向くのが正解。下（床）を向いていたら、
「巻き肩」で、肩甲骨周りや脇が縮んでいる証拠。
腕そのものも短くなってしまっている可能性が高い。

04

「背中」の接地面はどうか?

×

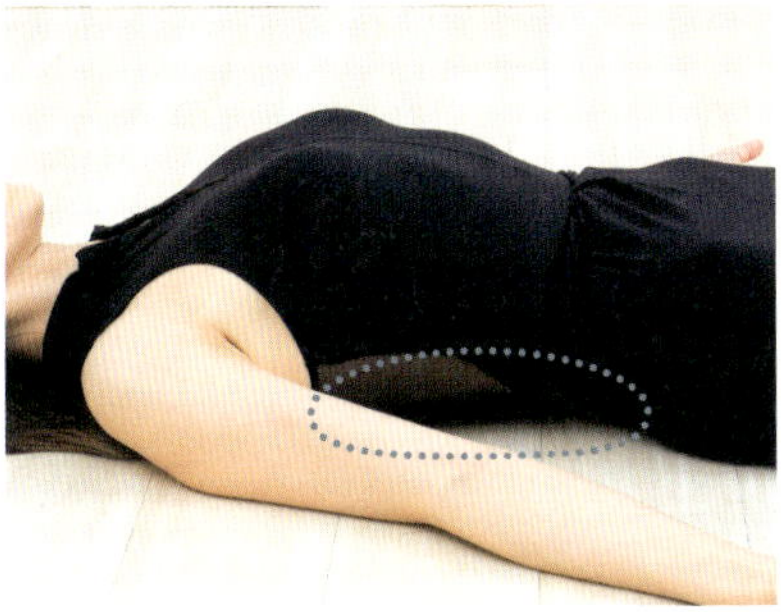

◎

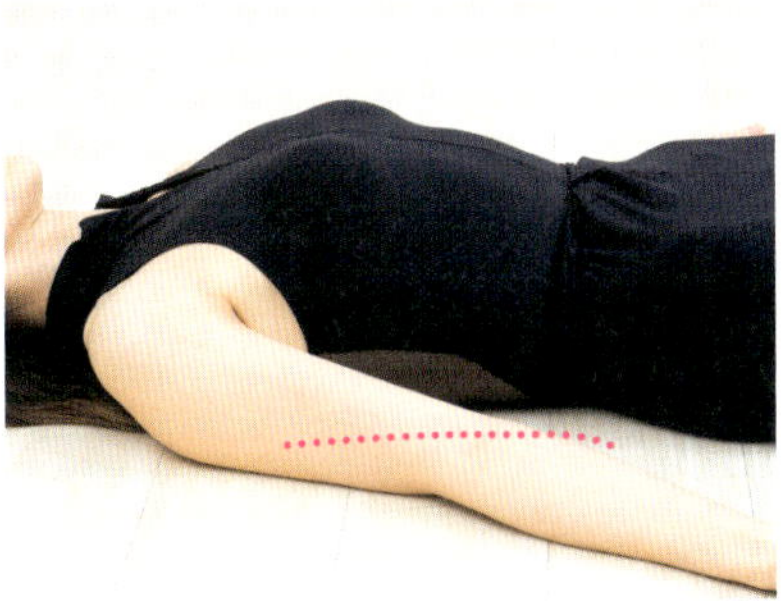

背中全体が床についているのがゼロポジション。少し浮いていたり、左右のどちらかに傾いていたりしたら、背中が縮んでいる証拠。

05

#「腰」の接地面はどうか？

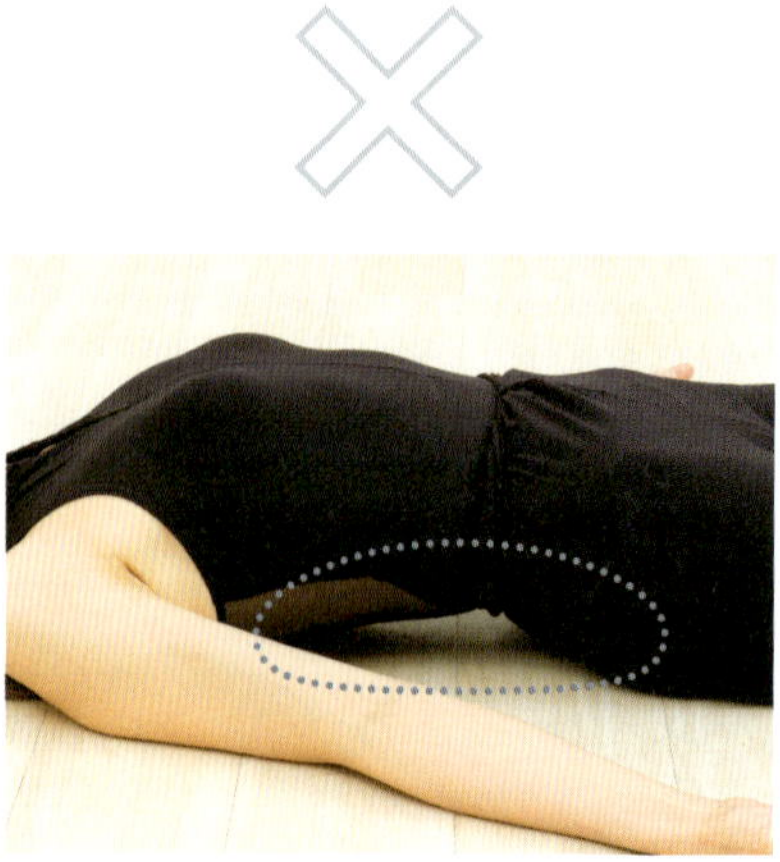

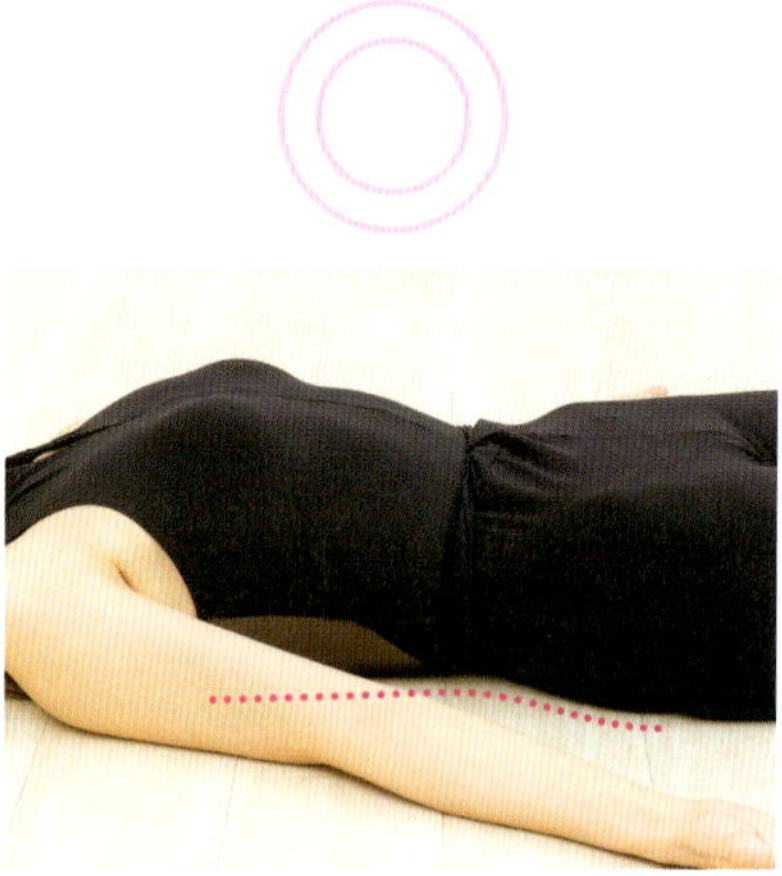

腰が床についているのがゼロポジション。床から浮いていたら縮んでいる証拠。腰の左右でも、浮き方が違う人も多い。「浮き」が大きいほうが、より縮んでしまっている。

06

「ひざ」の接地面はどうか?

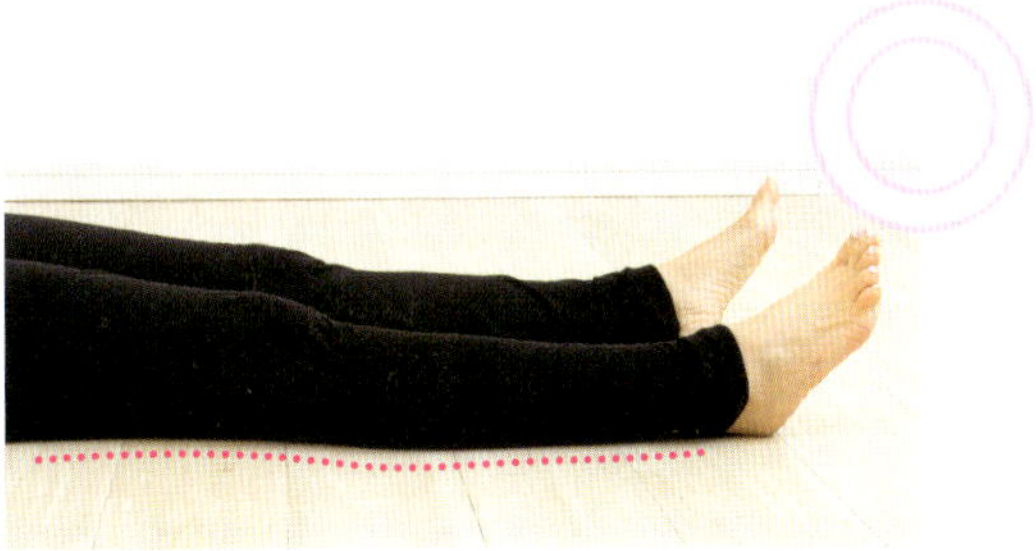

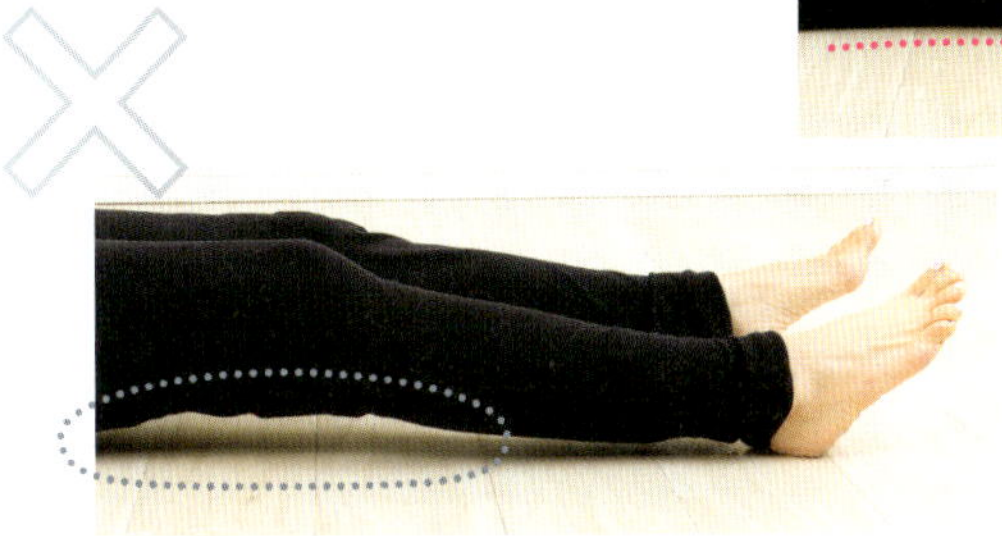

ひざが床から大きく浮いていたら、股関節や太ももが
縮んでいる証拠。ひざに負荷のかかる歩き方、
立ち方をしている可能性が高い。

07

「足」の開き具合は？

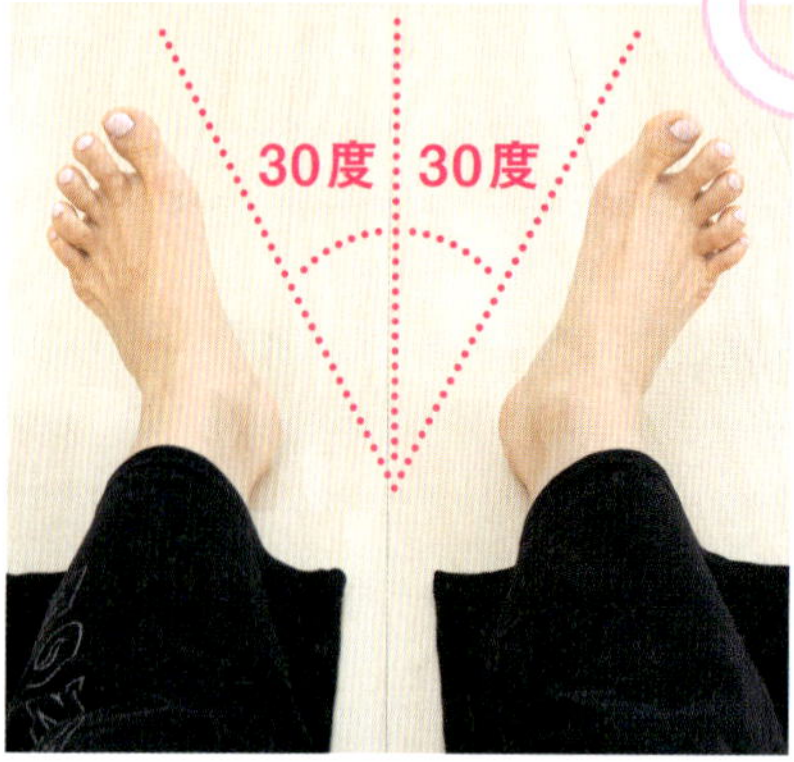

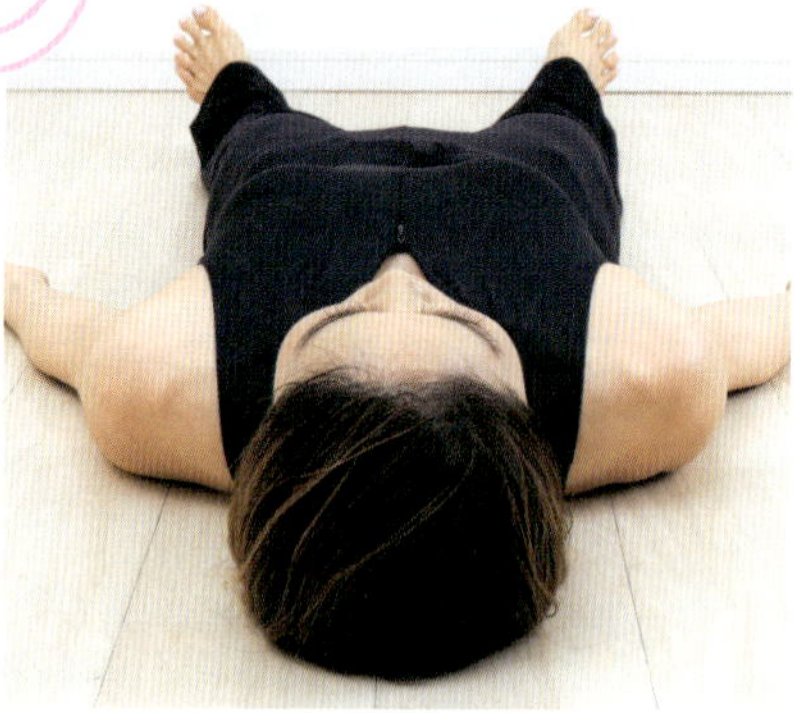

足が外側に30度ほど傾くのがゼロポジション。
それ以上開いていたら、股関節やひざ関節が
縮んでしまっている証拠。左右で大きく違う場合も。

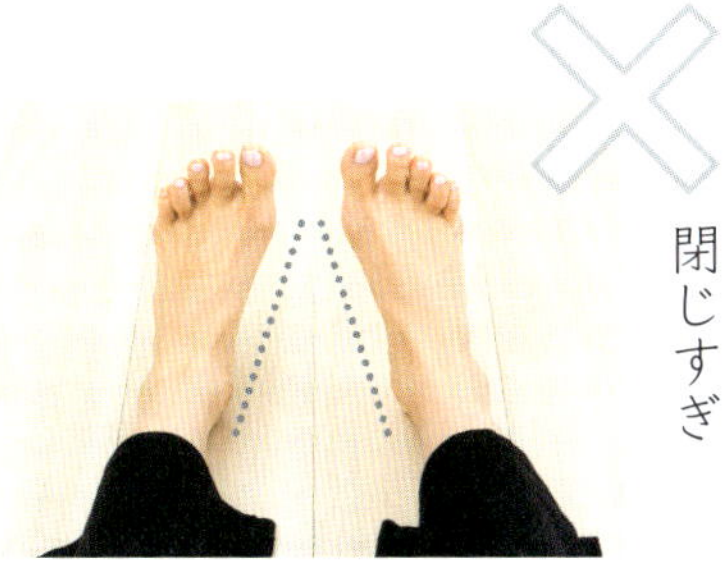

閉じすぎ

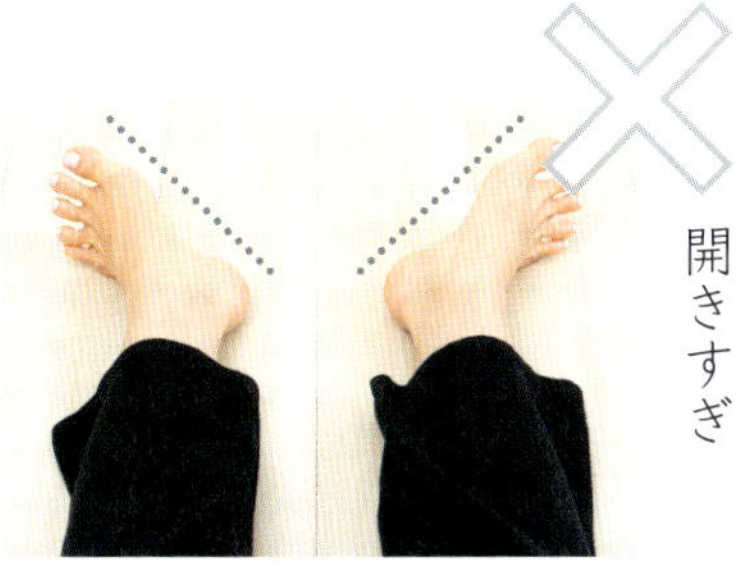

開きすぎ

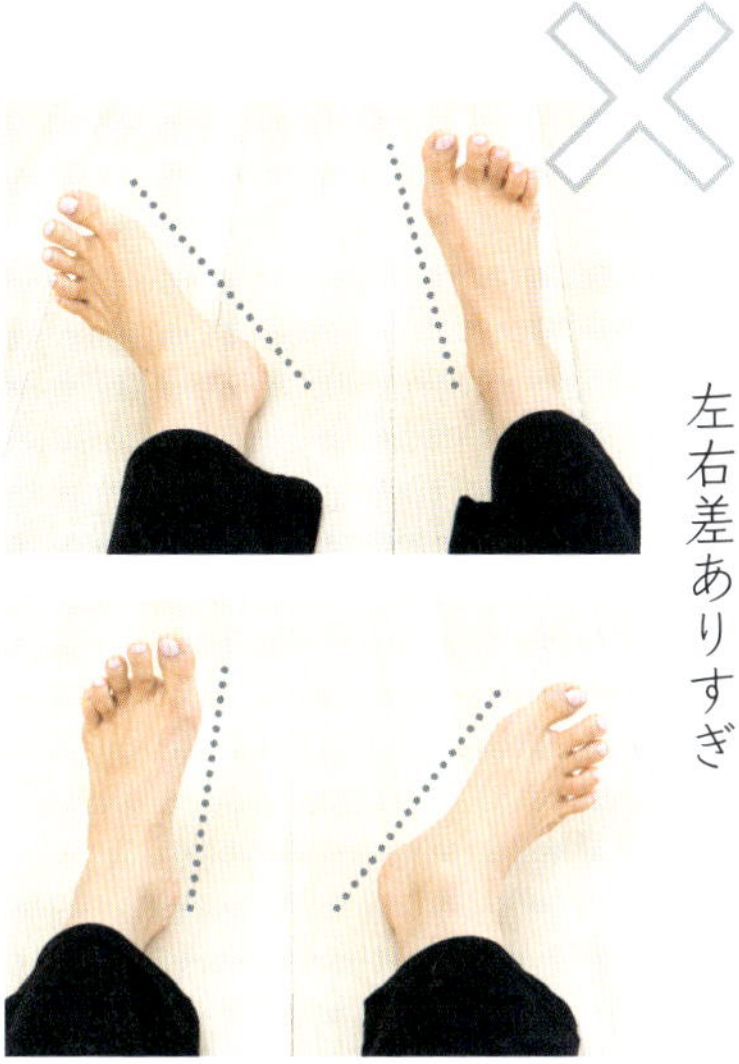

左右差ありすぎ

さて、あなたの体はどこが縮んでいましたか？　仰向けに寝ることはあっても、この姿勢で体の状態を確認することはなかったのではないでしょうか。きっと発見があったはずです。

94ページからご紹介する「動かないゼロトレ」は、健康を阻害する**「8つの問題」**をそれぞれ改善するためのポーズです。

1、「前傾首」を治すゼロトレ（86ページ参照）
2、「巻き肩」を治すゼロトレ（78ページ参照）
3、「短い脇」を治すゼロトレ（70ページ参照）
4、「猫の背」を治すゼロトレ（60ページ参照）
5、「丸い腰」を治すゼロトレ（52ページ参照）
6、「閉じた股関節」を治すゼロトレ（44ページ参照）
7、「曲がりひざ」を治すゼロトレ（34ページ参照）
8、「山型の足」を治すゼロトレ（26ページ参照）

床に仰向けに寝たとき、**「アゴが上がって、首や肩に力が入ってしまう」**という人は、首や肩がかなり縮んでしまって、その周辺につねにこりやだるさを覚えているでしょう。この場合は、1の「前傾首」を治すゼロトレを重点的に行ってください。

「両肩と床の隙間が大きく空いていて、手のひらも下（床）を向いている」という人は、巻き肩で、腕そのものも縮んでしまっています。肩こりはもちろん、腕が上がらなくなる四十肩、五十肩の可能性があります。2と3の「巻き肩」「短い脇」を治すゼロトレをしっかり行ってください。

「背中や腰が床から浮いている。左右の差が大きい」という人は、背中や腰が縮み、慢性的に腰痛を抱えている可能性があります。4と5の「猫の背」「丸い腰」を改善するゼロトレを重点的に行ってください。

「床からひざが大きく浮いている」という人は、股関節と太ももが縮み、ひざだけが前に突き出たような立ち方、歩き方をしている可能性が高く、これによってひざに痛みを覚えやすくなります。6の「閉じた股関節」と7の「曲がりひざ」を改善するゼロトレを行って、股関節と太ももの縮みを改善し、ひざへの負担を減らしてください。

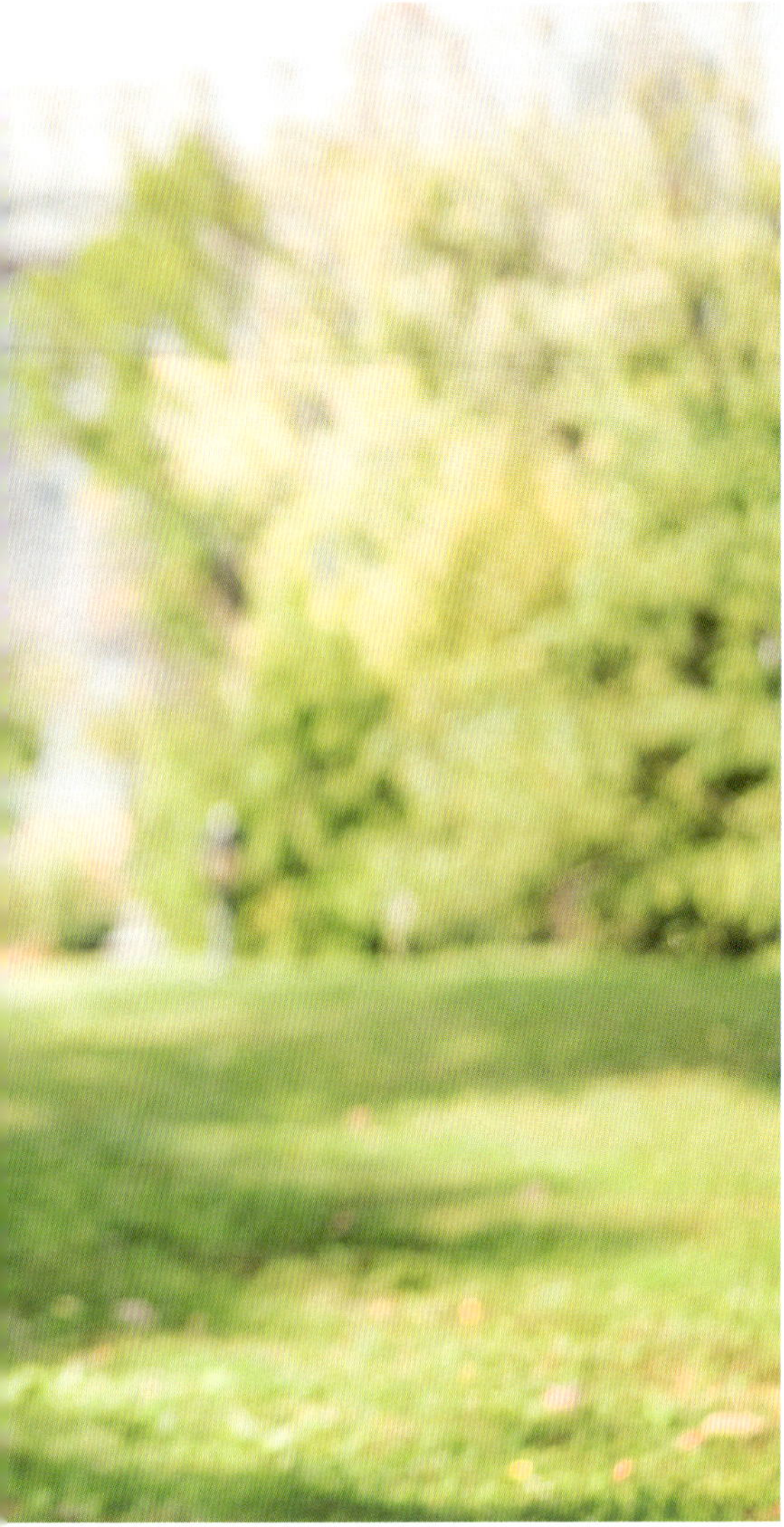

「足の開きが左右で違う」という人は、股関節や足指が縮んでいる可能性があります。

６の「閉じた股関節」、８の「山型の足」を改善するゼロトレを行って、しなやかな下半身を手に入れてください。

それではいよいよ、次章から「動かないゼロトレ」について解説していきます。

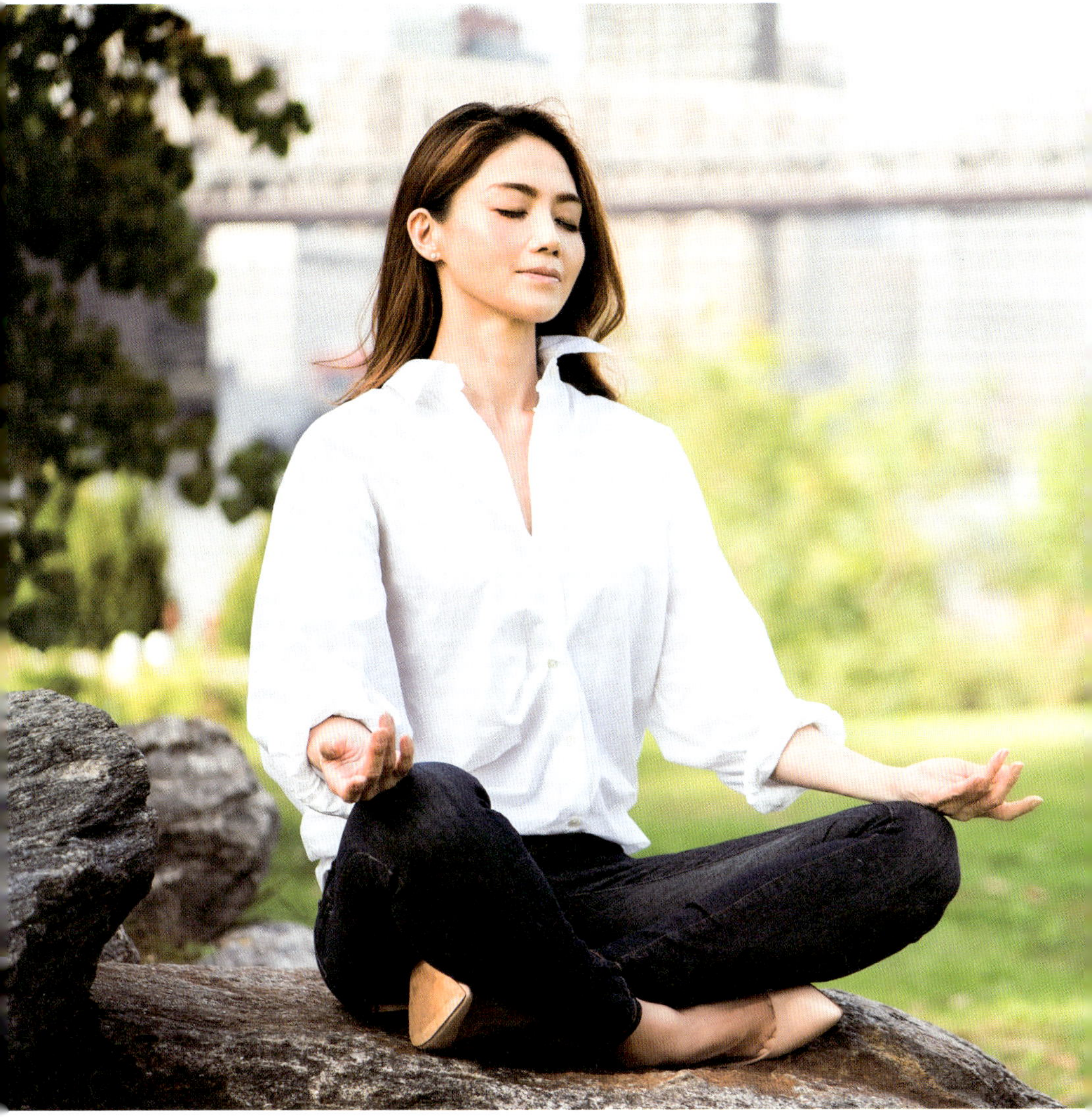

3章

「動かないゼロトレ」のメリットと準備

7つのメリット

「動かないゼロトレ」には、以下の7つのメリットがあります。

1、何歳からでも、誰でも、できる

ポーズをとったら、あとは呼吸をしているだけで「動かない」のですから、運動が苦手な人でも、ご高齢の方でも、誰でもできます。

2、寝ながらできる

「動かないゼロトレ」は、寝ながら行うものばかり。だから、疲れているときや、だるいときでもできます。

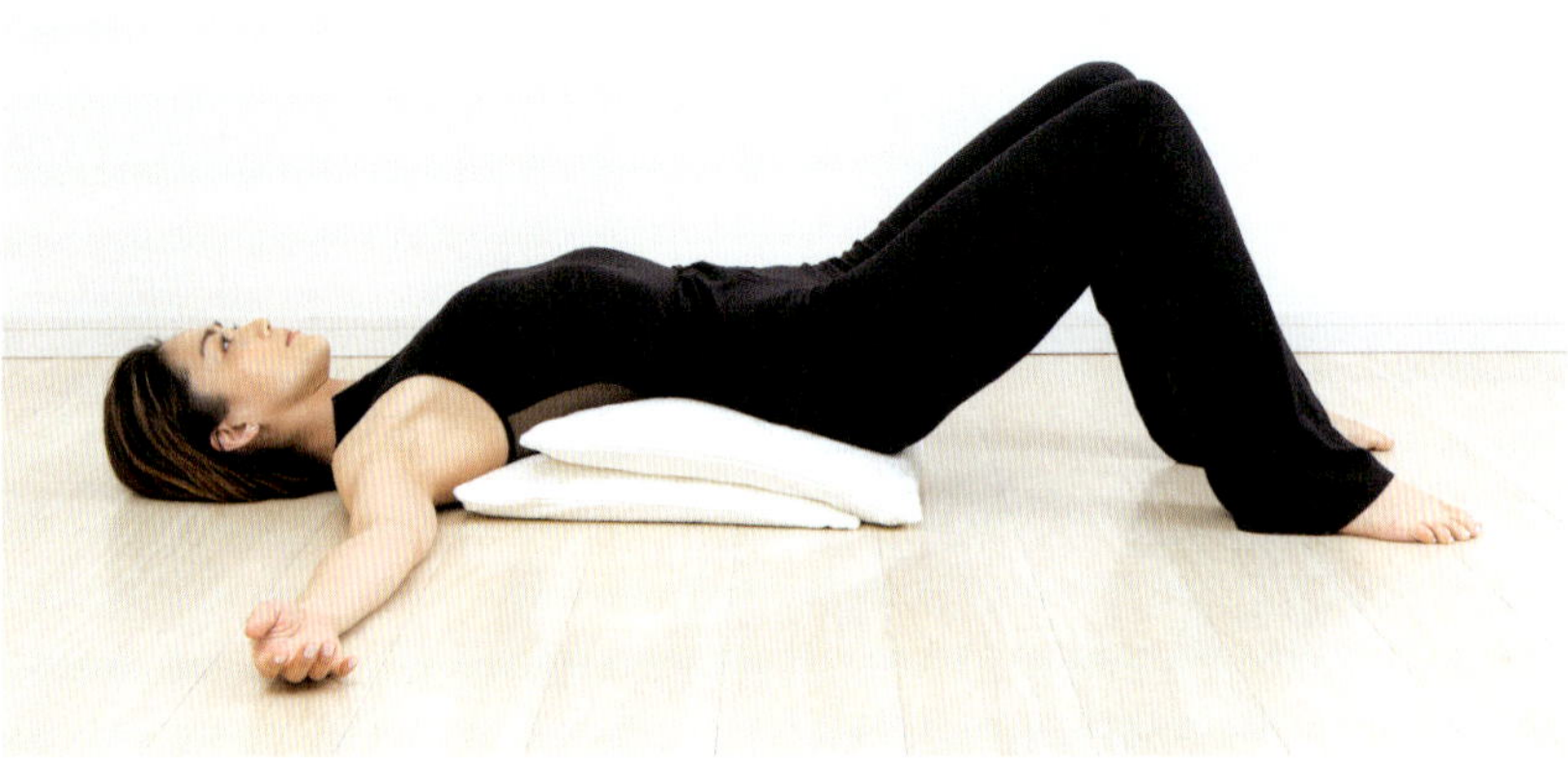

3、不調が遠ざかる

首、肩、脇、背中、腰、股関節、足指の「縮み」が改善し、羽が生えたような軽い体になります。肩こり、腰痛、ひざ痛、冷え、便秘などの不調を改善する効果が期待できます。

4、姿勢が良くなる

縮みが改善することで、姿勢が劇的に良くなります。これにより、立ち姿、歩き姿、座り姿が美しくなります。

5、体形がきれいになる

「縮み」を改善することで、体形がきれいになります。また、関節の可動域が広がることで、日常の活動量が増え、消費エネルギーも上がるため、ダイエット効果も期待できます。

6、体がやわらかくなる

「動かないゼロトレ」には、体の柔軟性を高める効果もあります。無理に押したり、伸ばしたりしなくても、毎日、決まったポーズをとっているだけで、**「開脚」「前屈」「背中握手」**が自然とできるようになる人がたくさんいます。柔軟性が上がれば、ケガをしにくくなる効果も期待できます。

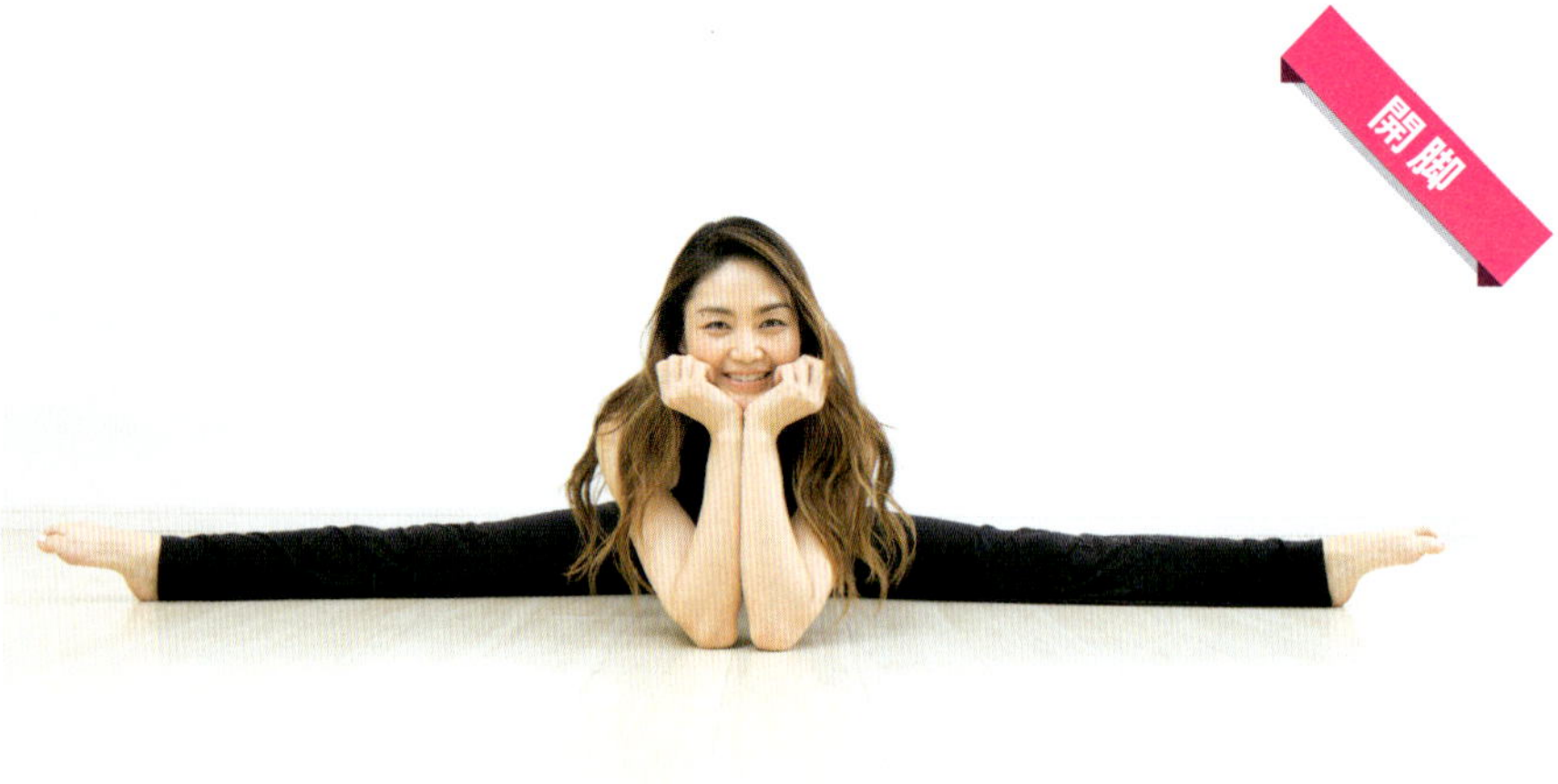

背中握手

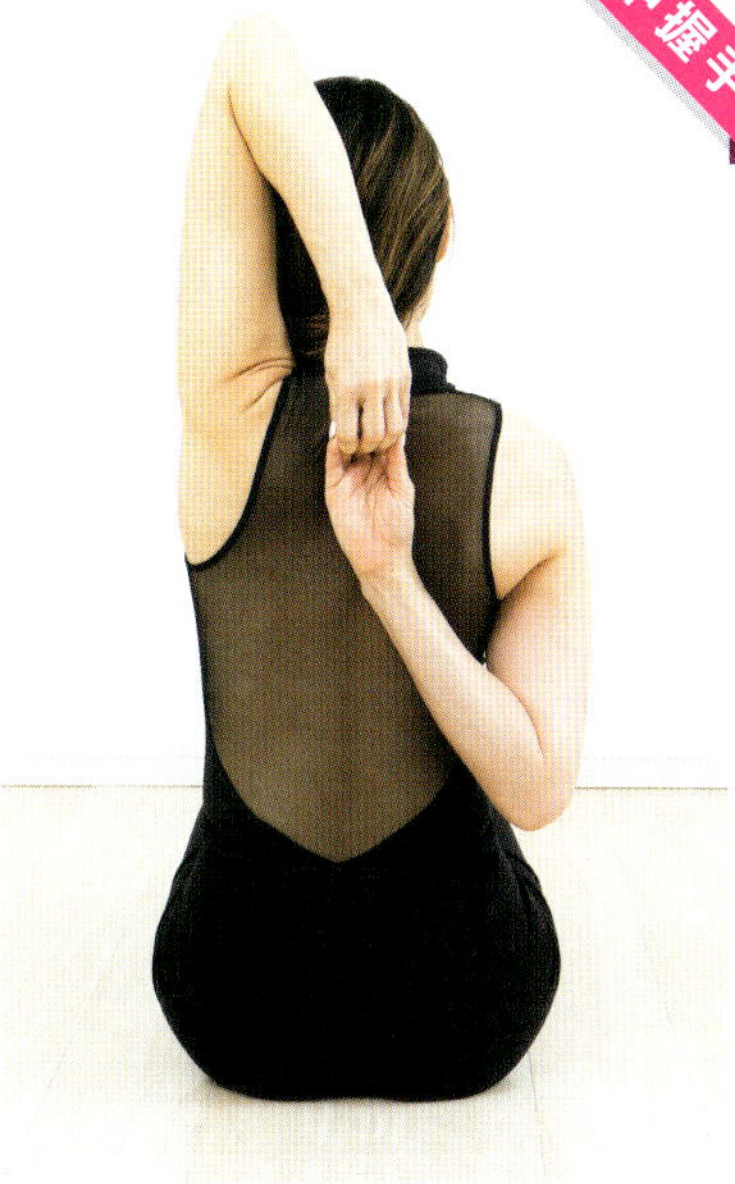

7、生きる気力が湧いてくる

これは決して大げさな話ではありません。体の痛みやこり、だるさの原因は「縮み」であることが多い。これをゼロに戻せば、体が軽くなり、しばらく味わったこともないような爽快感を味わえます。生きる気力がわき起こり、毎日が楽しくなることでしょう。

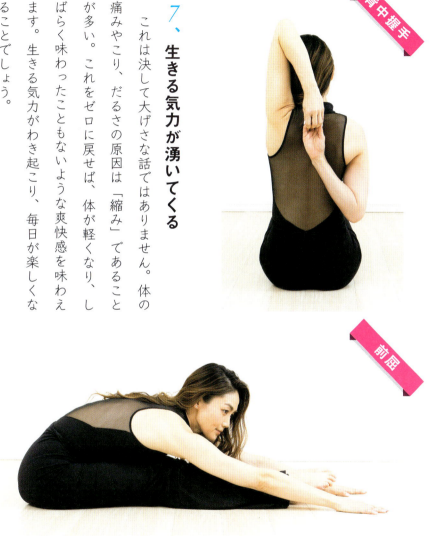

前屈

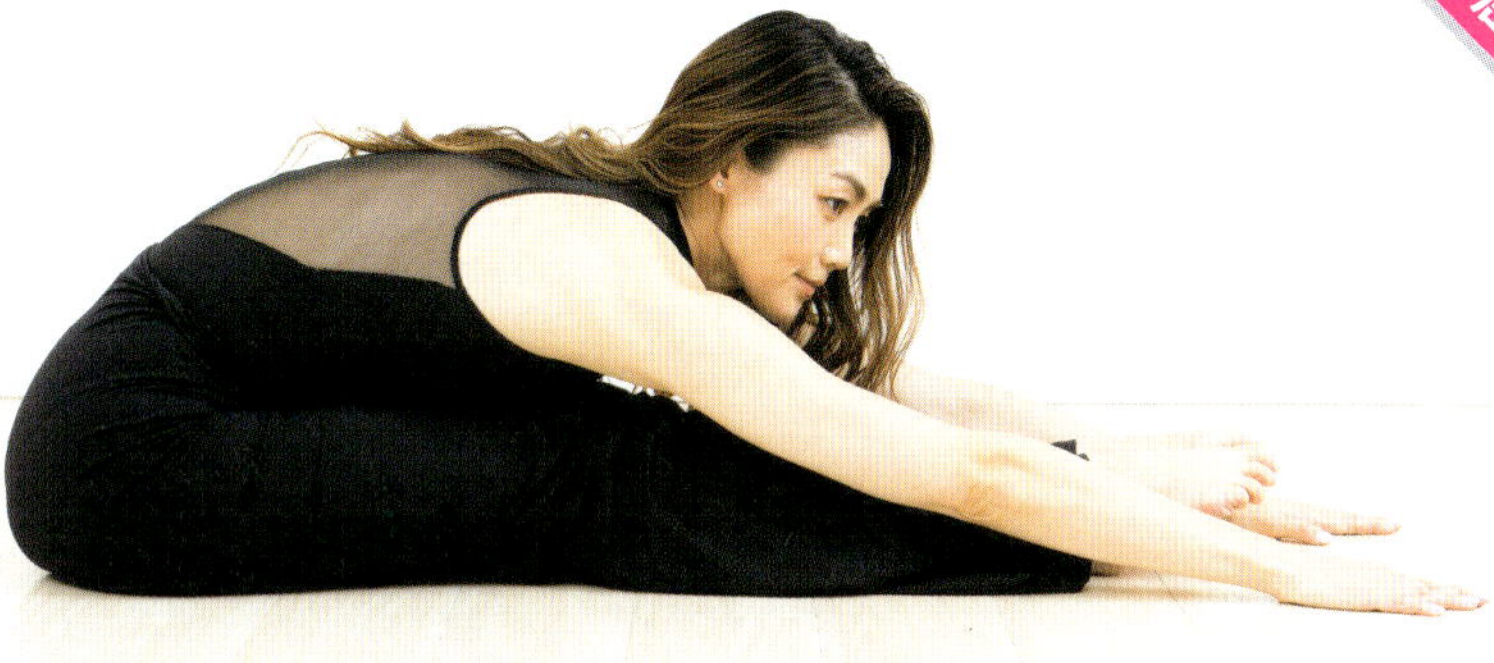

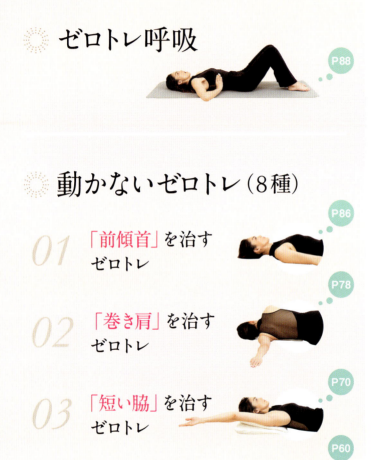

コースの紹介

コースは2つ。「基本コース」と「オリジナルコース」です。
どちらを選んでも構いません。

1. 基本コース

ゼロトレ呼吸

P88

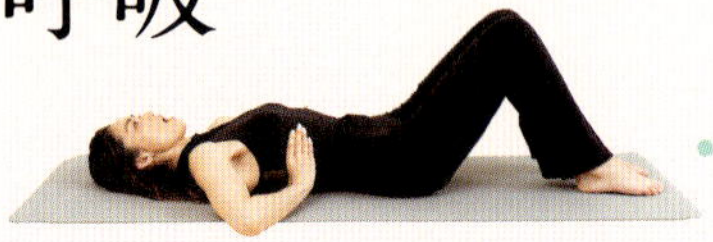

動かないゼロトレ（8種）

P86

01 「前傾首」を治す ゼロトレ

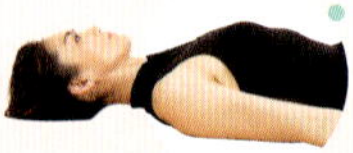

P78

02 「巻き肩」を治す ゼロトレ

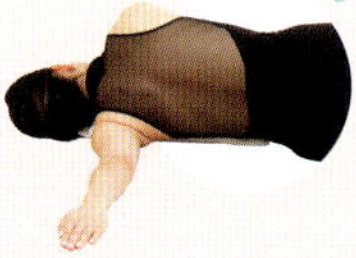

P70

03 「短い脇」を治す ゼロトレ

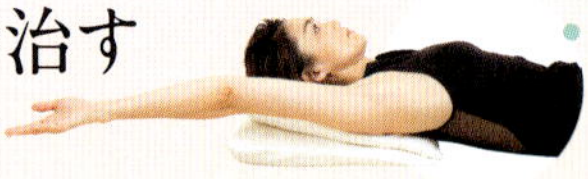

P60

04 「猫の背」を治す ゼロトレ

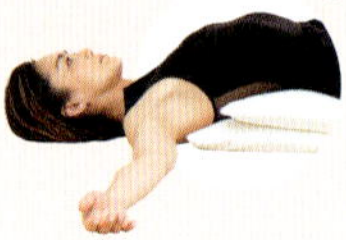

目的 「短期間」で「全身」の縮みを改善するコース

10～15分

05 「丸い腰」を治すゼロトレ

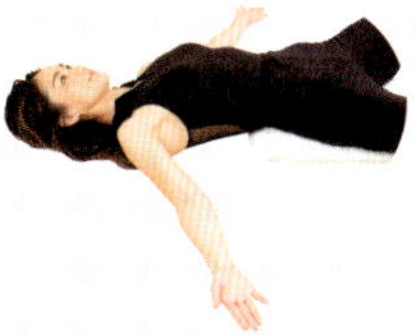

P52

06 「閉じた股関節」を治すゼロトレ

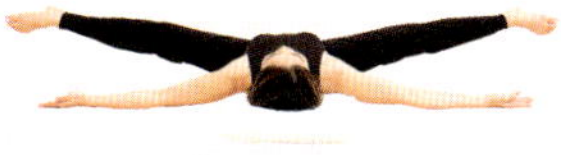

P44

07 「曲がりひざ」を治すゼロトレ

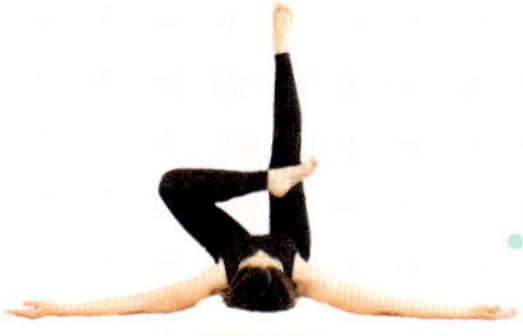

P34

08 「山型の足」を治すゼロトレ

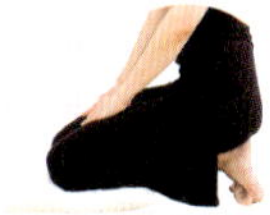

P26

1センチだけ動くゼロトレ（1種）

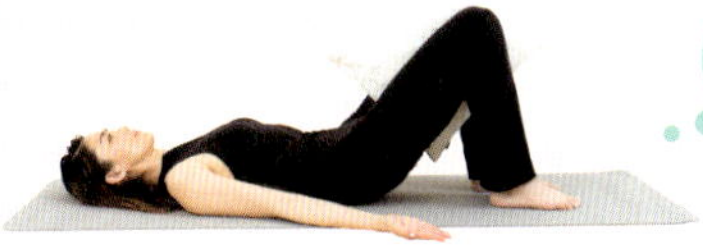

P20

「基本コース」は、**ゼロトレ呼吸、８種の「動かないゼロトレ」、１種の「１センチだけ動くゼロトレ」の計10種類**を、毎日行うものです。体中の縮みを全て解消するコースなので、短期間で効果を出しやすいでしょう。ゼロトレは呼吸法がとても大事。まずは、「ゼロトレ呼吸」をマスターし、「動かないゼロトレ」を行う際も、つねにこの呼吸法を行います。「“１センチだけ動くゼロトレ”って何？」と思った方も多いでしょうね。これについては、またのちほど。

2. オリジナルコース

目的 「短時間」で「気になる部位(症状)」を改善するコース

3〜5分

ゼロトレ呼吸

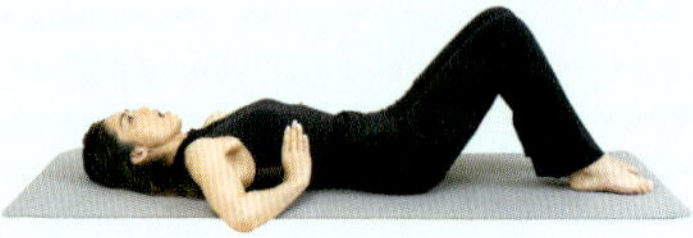

P88

動かないゼロトレ(8種からチョイス)

P60

例) 04 「猫の背」を治すゼロトレ

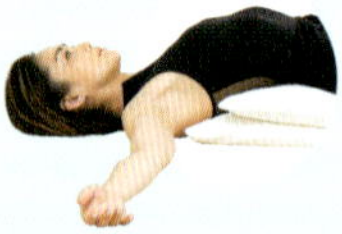

1センチだけ動くゼロトレ(1種)

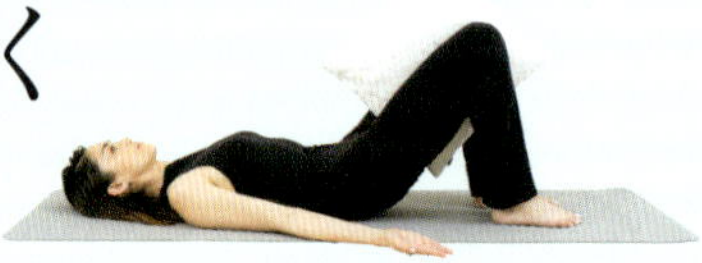

P20

「オリジナルコース」は、**ゼロトレ呼吸、8種の「動かないゼロトレ」の中から好きなものだけ、そして1種の「1センチだけ動くゼロトレ」を行うコース**です。「仰向けチェック」(100ページ参照)で、縮んでいる部位がわかったら、そこを重点的に行います。たとえば、背中が縮んでいたり、猫背の自覚があったりするならば、「猫の背を治すゼロトレ」を取り入れます。「動かないゼロトレ」は1種でも、2種でも構いません。体がだるい日や、疲れている日などは、「基本コース」ですら億劫《おっくう》かもしれません。そんな日は、この「オリジナルコース」がオススメです。

毎日、「基本コース」を行っても構いませんし、忙しい平日は「オリジナルコース」を行って、時間のある休日に「基本コース」を行う、といったことでも構いません。それぞれのゼロトレは30秒から1分程度でできるものばかりなので、朝でも、夜でも、できるときに気軽に取り入れてみてください。

まずは「仰向け」で縮みをチェック

2章でお話をしたように、「動かないゼロトレ」を行う前に、まずは「仰向け」で、ご自身の体の縮みをチェックしてみてください。「オリジナルコース」を行う場合は、この「仰向けチェック」で確認した「縮んだ部位」を重点的に行うといいでしょう。以下、チェックする箇所をもう一度、確認しておきますね。

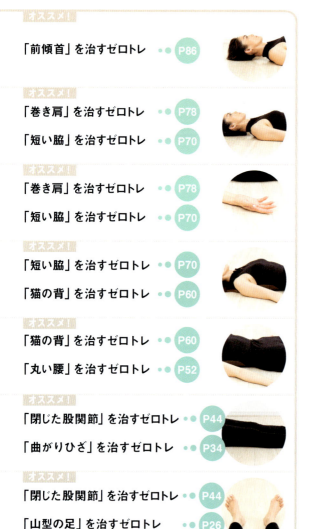

オススメ！

「前傾首」を治すゼロトレ　P86

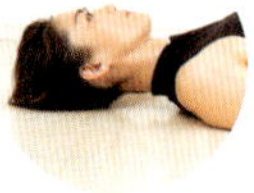

オススメ！

「巻き肩」を治すゼロトレ　P78
「短い脇」を治すゼロトレ　P70

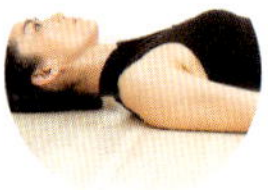

オススメ！

「巻き肩」を治すゼロトレ　P78
「短い脇」を治すゼロトレ　P70

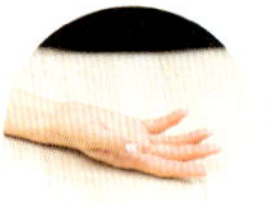

オススメ！

「短い脇」を治すゼロトレ　P70
「猫の背」を治すゼロトレ　P60

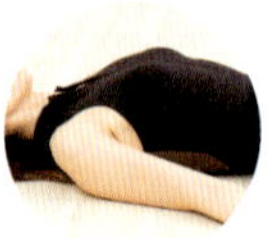

オススメ！

「猫の背」を治すゼロトレ　P60
「丸い腰」を治すゼロトレ　P52

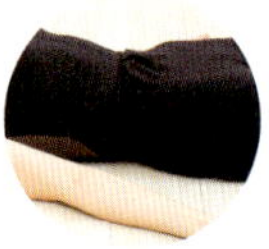

オススメ！

「閉じた股関節」を治すゼロトレ　P44
「曲がりひざ」を治すゼロトレ　P34

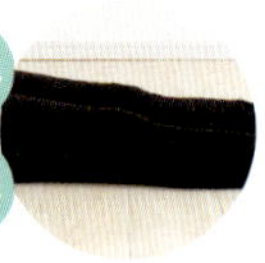

オススメ！

「閉じた股関節」を治すゼロトレ　P44
「山型の足」を治すゼロトレ　P26

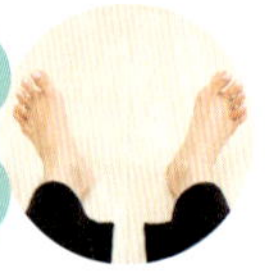

仰向けでチェックする7つのポイント

01	「後頭部」の接地面	アゴが上がり、後頭部の上部しか床に接地しないとすると、首が縮んでいる証拠。
02	「肩」の接地面	肩と床の間に大きく隙間が空いていれば、「巻き肩」の証拠。
03	「手のひら」の向き	手のひらが下（床）を向いていたら、「巻き肩」で、肩甲骨周りや脇が縮んでいる証拠。
04	「背中」の接地面	背中が少し浮いていたり、左右のどちらかに傾いていたりしたら、縮んでいる証拠。
05	「腰」の接地面	床から浮いていたら、腰が縮んでいる証拠。
06	「ひざ」の接地面	床から大きく浮いていたら、股関節や太もも前側が縮んでいる証拠。
07	「足」の開き具合	足が外側に30度以上開いていたら、股関節やひざ関節が縮んでしまっている証拠。

ほしい3つのこと

1 長時間やりすぎない

「動かないゼロトレ」は、とにかく「気持ちいい」のが特長です。そのため、ついついやりすぎてしまうことも。一つひとつのゼロトレは、30秒から1分程度が目安です。**長くても「3分程度」**を上限にしてください。あまりに気持ちいいからといって、15分や30分も同じポーズをとり続けると、体を痛めてしまう危険性があるので、ご注意ください。

2 無理に伸ばさない

どのポーズも、「限界ギリギリ」まで伸ばすのではなく、**70～80%程度の「気持ちいい」**という感覚のところで行ってください。

早く結果を出そうと、無理に伸ばしすぎてしまうと、体を痛めてしまう危険性があります。また、**ポーズをとっているときに「しびれ」を感じたら中止**してください。「しびれ」は神経を圧迫している証拠です。

3 体勢を戻すときはゆっくり、息を吸いながら

8種の「動かないゼロトレ」は、それぞれポーズをとって、1分程度じっとしています。そして、1分たったら元の姿勢に戻すわけですが、このとき、急に戻そうとすると、体を痛めてしまう危険性があります。どのゼロトレも、終了して**体勢を元に戻すときは、「ゆっくり」「吸いながら」**行ってください。

絶対に、注意して

さて、次の章では、いよいよ「動かないゼロトレ」がベールを脱ぎます。

4章

実践！　動かないゼロトレ

いよいよ「動かないゼロトレ」をご紹介します。まずは、硬直した体を「ゆるめる」ために「ゼロトレ呼吸」をマスターしてください。この呼吸法を全てのゼロトレで使います。次に8種類の「動かないゼロトレ」をご紹介し、最後に「1センチだけ動くゼロトレ」で体幹を強くして「いい姿勢」をキープできるようにします。それでは、スタート！

準備するもの

▼ **クッション2つ（枕やバスタオルでも可）**

これぞ「動かないゼロトレ」の最強アイテム！

用意するものは、クッション2つ。たったこれだけです。大きさは45センチ×45センチ程度の、一般的な正方形タイプのものがベスト。じつは、このクッションによって縮みを劇的に改善するのが、「動かないゼロトレ」の大きな特長です。ご自宅にクッションがない場合は、枕や、バスタオルを何枚か重ねて使用しても、同じ効果が得られます。

重ねたり

並べたり

ひとつだけ使ったり

呼吸の練習①

普通呼吸

3回
繰り返す

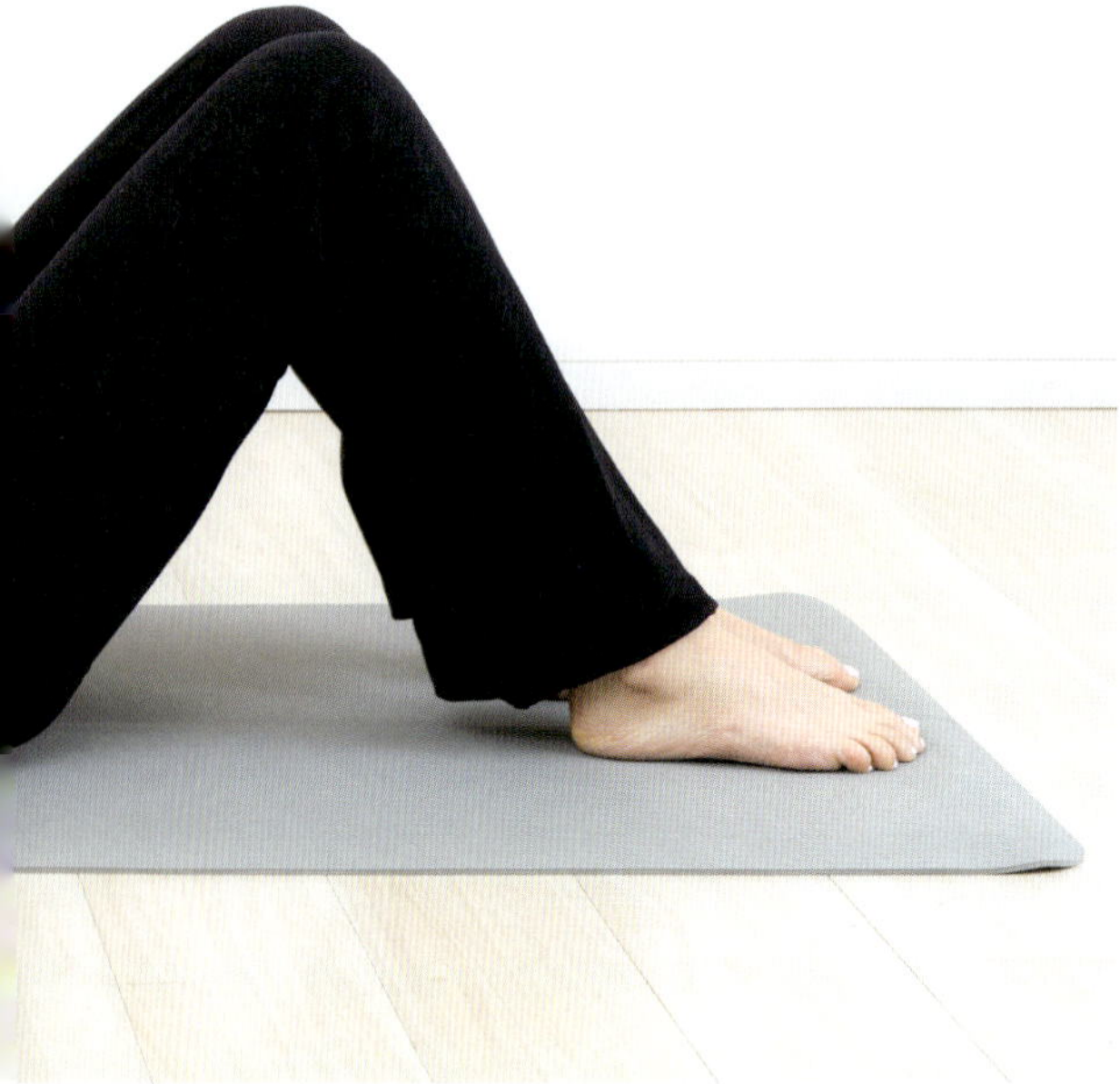

まずは全身をリラックスさせる

仰向けになり、両手でお腹を押さえる。鼻から3秒間かけてゆったりと息を吸いながらお腹を大きくふくらませ、口から「はぁ〜」と7秒間かけて息を吐いてお腹を大きく凹ませる。

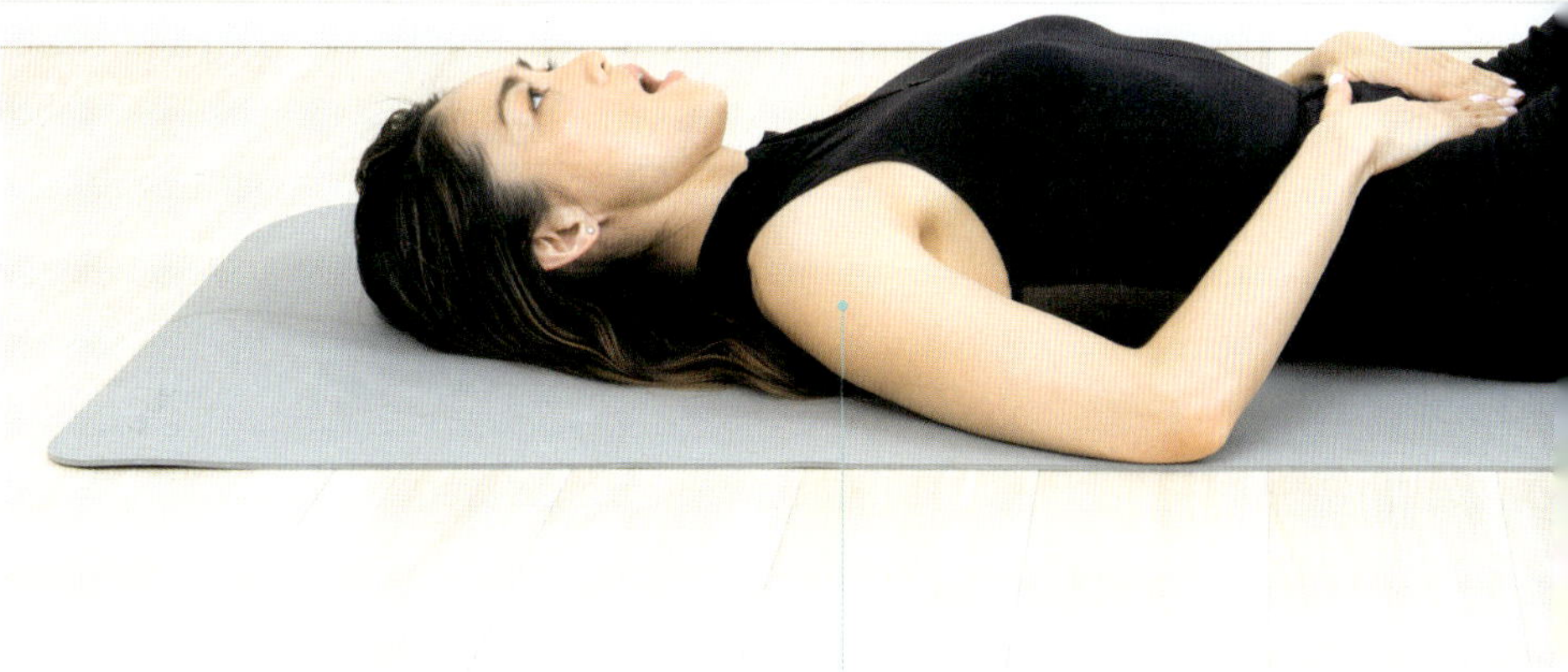

吐くときは「はぁ〜」。口をすぼめて「ふー」と吐いてしまうと首や肩に力が入ってしまう。

呼吸の練習②

肋骨呼吸

肋骨を広げたり閉じたり

先ほどの「普通呼吸」がお腹をふくらませたのに対し、「肋骨呼吸」はその名の通り、肋骨を広げる呼吸。両手で肋骨を写真のように押さえ、鼻から3秒間かけてゆったりと息を吸いながら肋骨を横と後ろ側に広げ、口から「はぁ～」と7秒間かけて息を吐いて肋骨を閉じる。

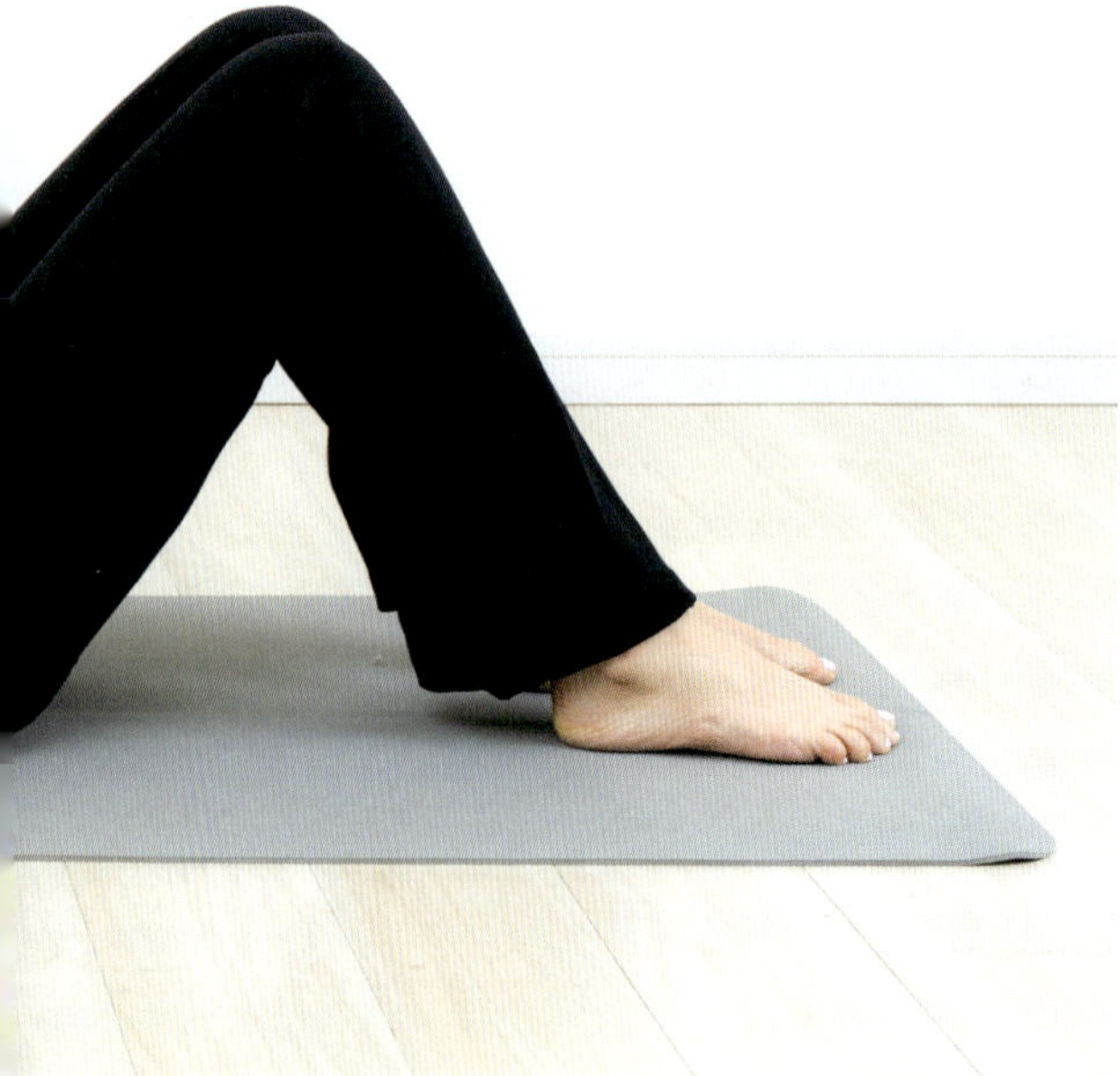

親指は背中側、ほかの4本の指は横側を押さえることで、後ろと横に広がっているかを確認しやすくなる。

3回
繰り返す

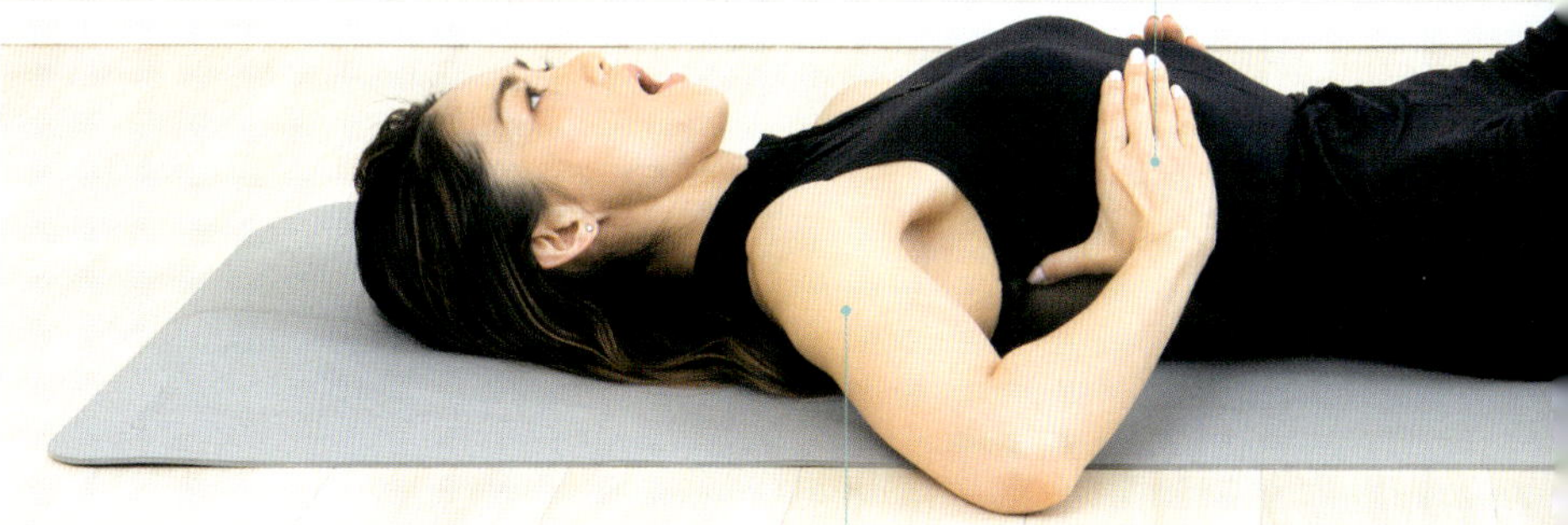

吐くときは「はぁ～」。口をすぼめて「ふー」と吐いてしまうと首や肩に力が入ってしまう。

ゼロトレ呼吸

全身をゆるめる呼吸法！

①の「普通呼吸」、②の「肋骨呼吸」を同時に行うのが「ゼロトレ呼吸」。全身をゆるめ、各部位をゼロポジションにします。

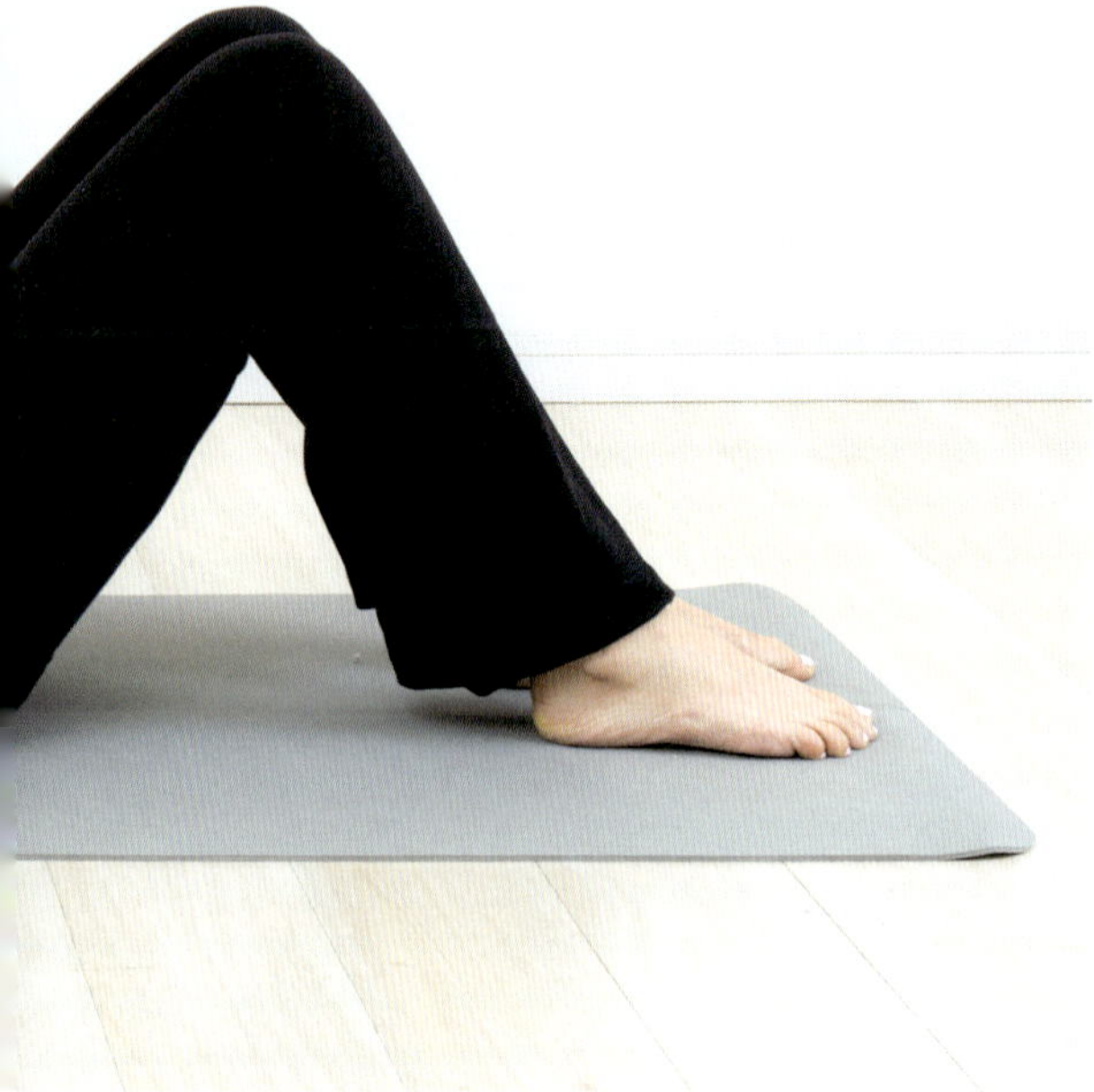

肋骨と背中に手を添え、鼻から3秒間かけ息を吸いながらお腹をふくらませ、肋骨を広げる。このとき、体の前側だけがふくらむのではなく、横側、後ろ側すべてが風船のようにふくらむように。次に、口から「はぁ～」と7秒間かけて息を吐いてお腹を凹ませ、肋骨を閉じていく。

3回
繰り返す

呼吸はリラックスして、ゆったりと。
吐くときは「はぁ〜」。

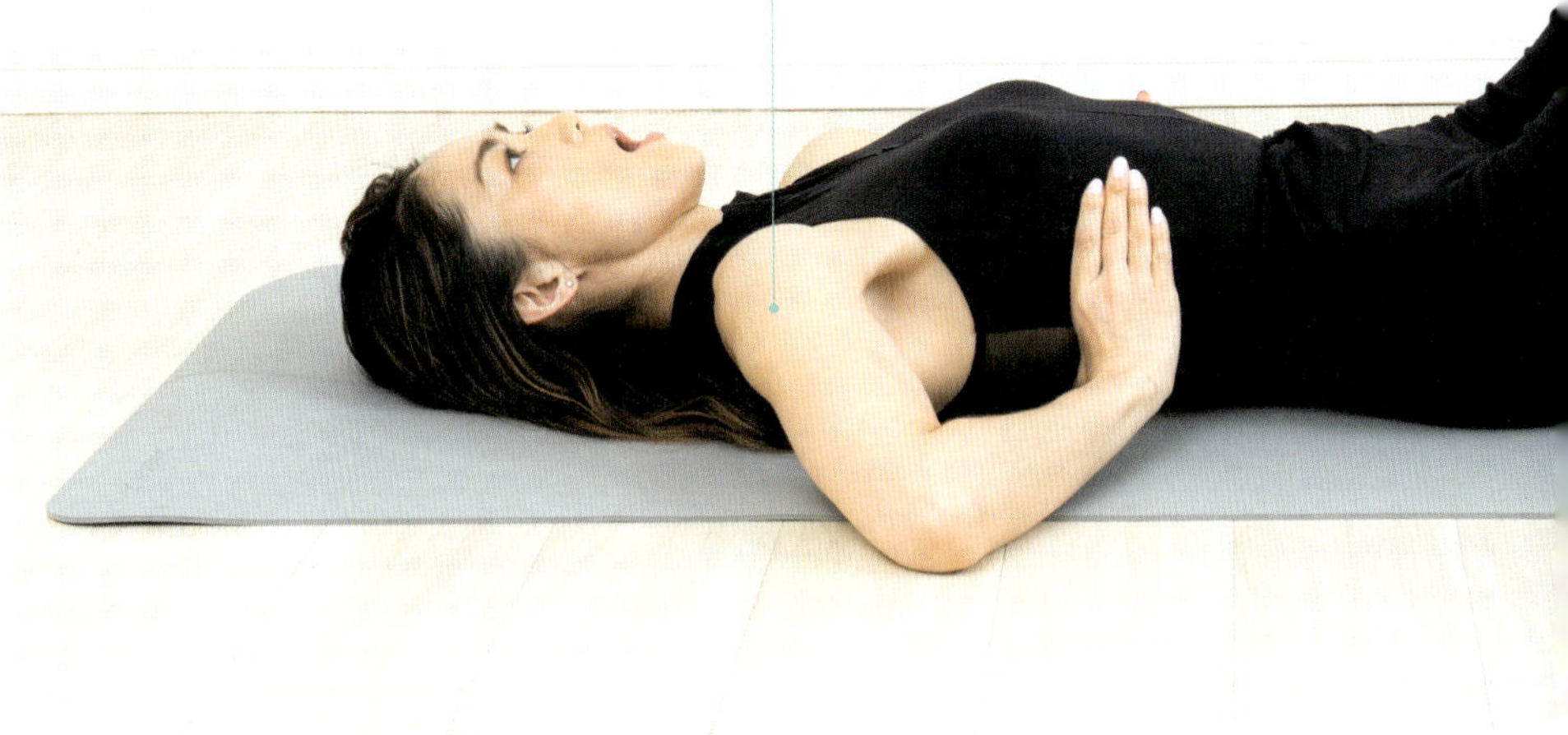

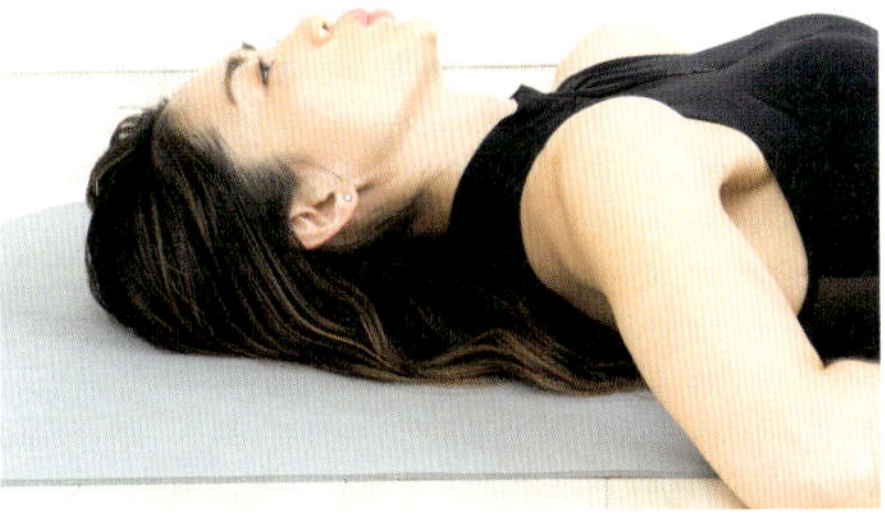

口を尖らせて「ふー」と吐いたり、アゴを上げたりして呼吸すると、首や肩に力が入ってしまうため逆効果に。首、肩をリラックスさせて、「はぁ〜」と吐くこと。

「前傾首」を治すゼロトレ

――街ゆく人たちの「首」にご注目。ほとんどの人は、斜め前にせり出していることがわかるはず。こうなると肩こり、腰痛の原因に……。さて、どうすると首はまっすぐになるのか。

ゼロポジションで改善する症状

- 首こり
- 肩こり
- 腰痛
- 頭痛
- 眼精疲労
- 疲れ

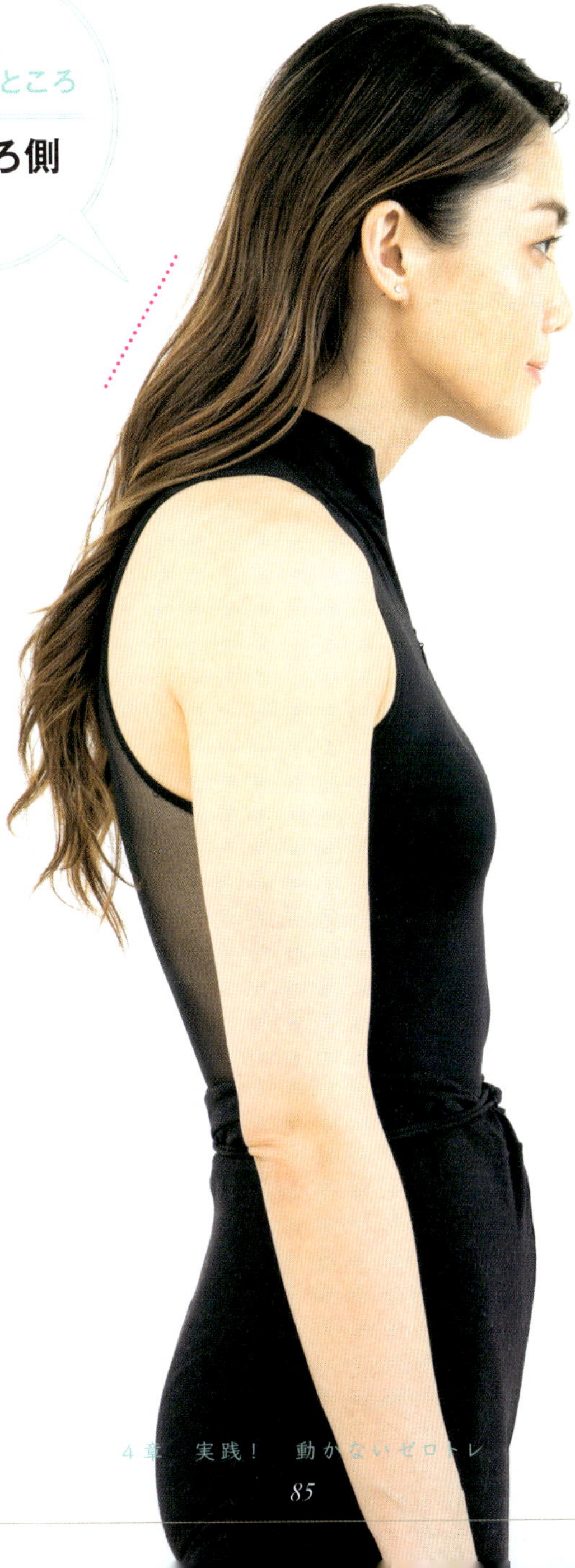
主に
縮んでいるところ
首の後ろ側

アフリカ人が頭でモノを運ぶわけ

多くの人の首が、斜め前にせり出してしまっています。これが「前傾首」。街ゆく人たちの「首」の角度をよく見てください。この「前傾首」の人がどれだけ多いかがわかるはずです。そういうあなたも……、鏡で見てみると、「前傾首」かもしれません。

「前傾首」は、首が斜め前にせり出し、顔を前に向けるためにアゴが上がっているため、首の後ろ側が縮みます。「上を向く」「振り向く」などの動作が苦手になります。

日常生活では、スマホを見る、料理をつくる、掃除機をかけるなど、首を前に倒さなくてはならないシーンがたくさんあります。こうして首が前傾すると、周囲の筋肉が硬直化して首こり、肩こり、頭痛、眼精疲労などを引き起こします。また、疲れやだるさを感じやすくなるでしょう。

さらに、首が前に倒れているとそこに重力がかかるため、首だけでその重さを支えるのが難しくなり、背中や腰も縮んで硬直化することでその重さを支えようとします。こうして腰痛を引き起こしたり、体全体が「重い」と感じたりするわけです。

「前傾首」はとても厄介であり、直ちに改善しないとなりません。

アフリカの人たちが、大きな荷物を頭の上にのせて運んでいるのを見たことがあるでしょう。じつはあれ、とても理にかなっています。運ぶ姿を思い出してください。彼らは、じつに姿勢よく歩いていますよね。もしも、あれを「前傾首」で行っていたら、荷物は安定しないばかりか、首を痛めてしまうことでしょう。

首のゼロポジションは、**「首が背骨の上にまっすぐにのっている状態」**です。これが、もっとも重力の影響を受けにくいラクなポジション。この状態で頭の上に荷物をのせれば、荷物の負荷を感じにくいのです。これによって、重い荷物を長時間運ぶことが可能になります。手で運んでいたら、とても無理でしょう。

バレリーナの首をイメージしてみてください。まっすぐ上に向かって、スラッと長いですよね。人間の首は、本来はあれくらい長く、まっすぐなのです。そこで、動かないゼロトレ！　「前傾首」を「バレリーナ首」に変えるため、背中から首をスラッと伸ばしていくゼロトレをご紹介します。「えっ!?　本当にそれだけでいいの？」と感じるくらい簡単なもの。でも、とっても効くんですよ。

30秒

「寝ながら」バージョン

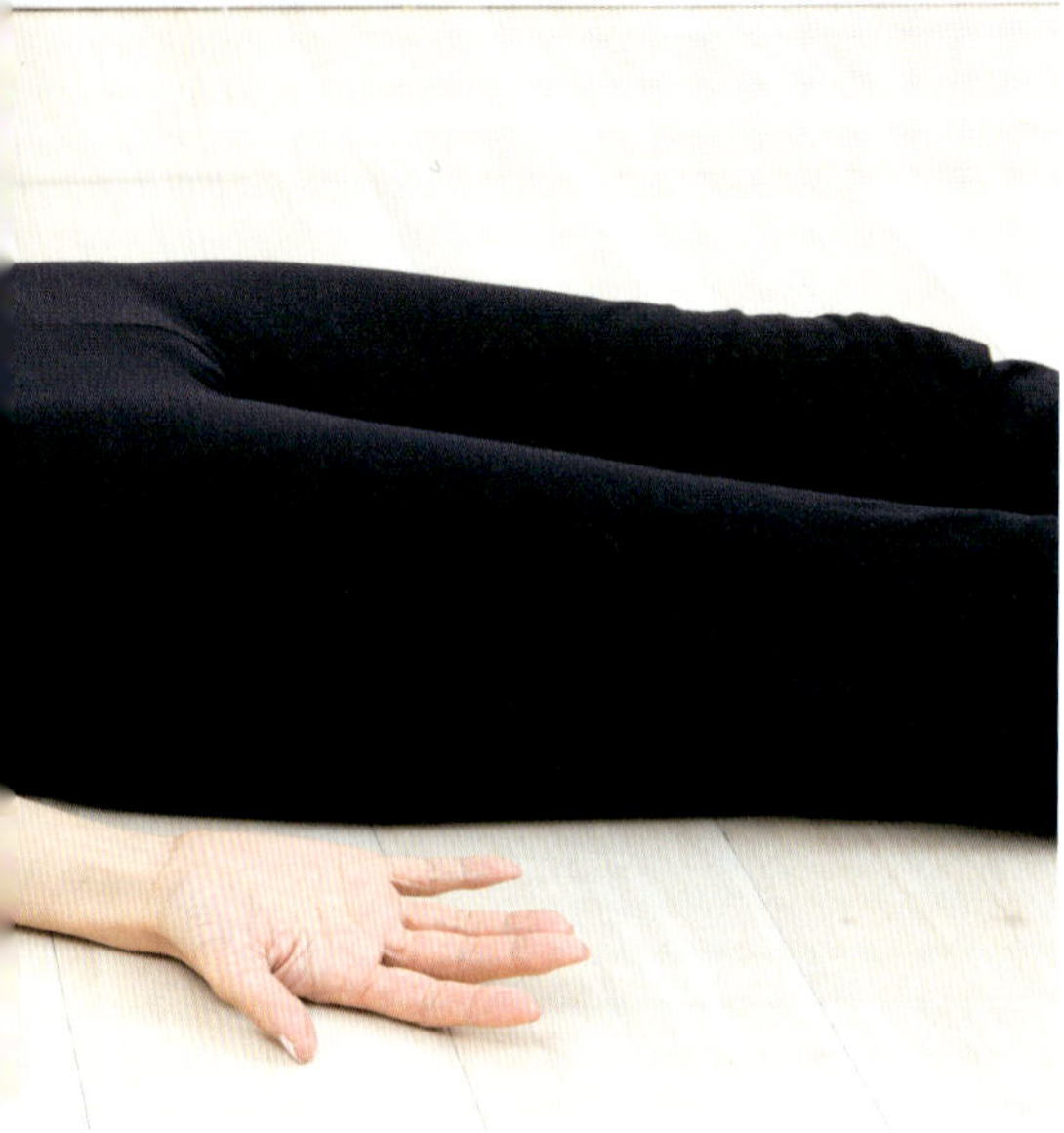

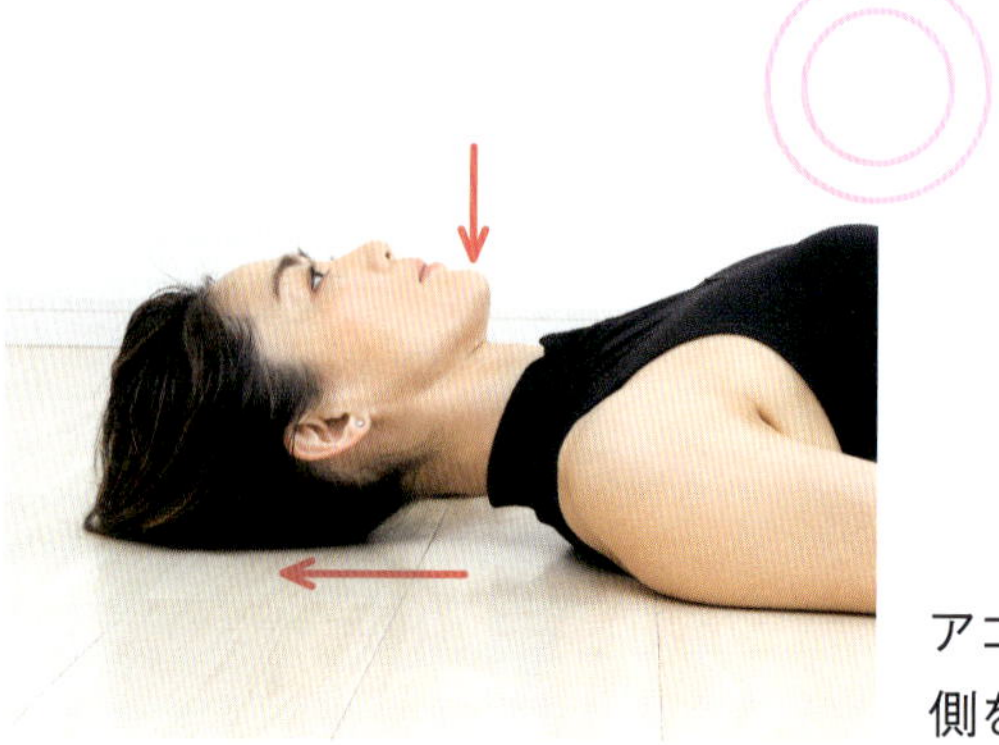

アゴを引き、首の後ろ側を伸ばす。

床に仰向けになり、後頭部の下（首寄り）のほうを床につけるようにしながらアゴを引く。そのまま「動かず」に、ゼロトレ呼吸を3回繰り返す（計30秒）。

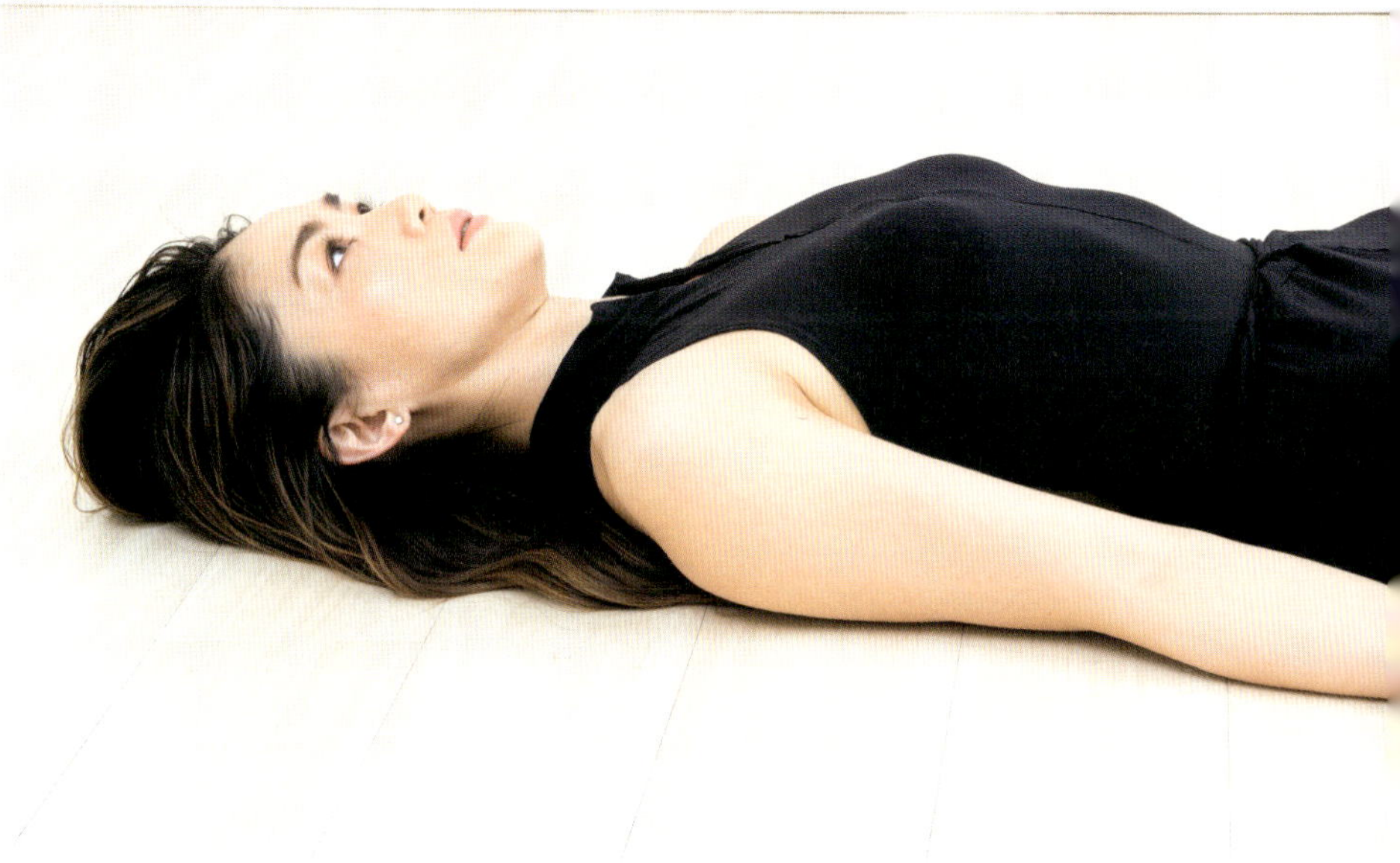

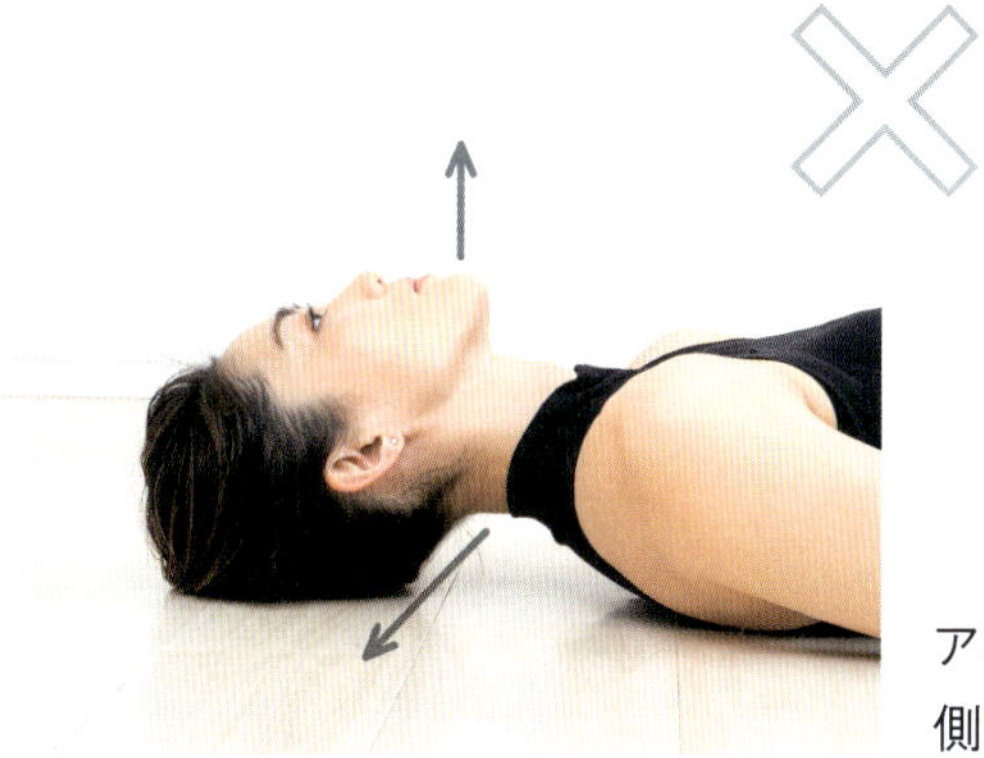

アゴを上げると、首の後ろ側が縮んでしまう。

ZERO TRAINING-01

「どこでも」バージョン

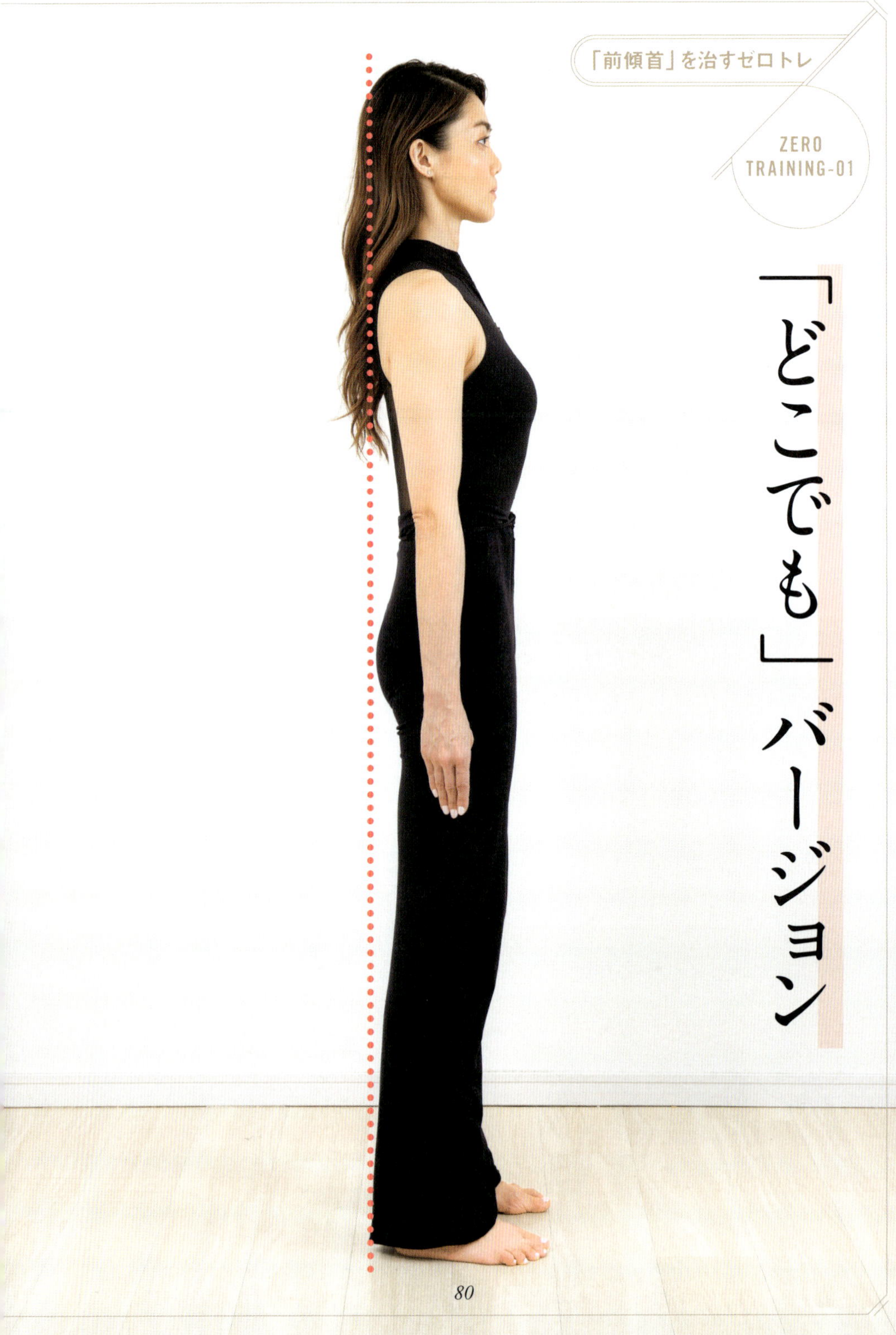

30秒

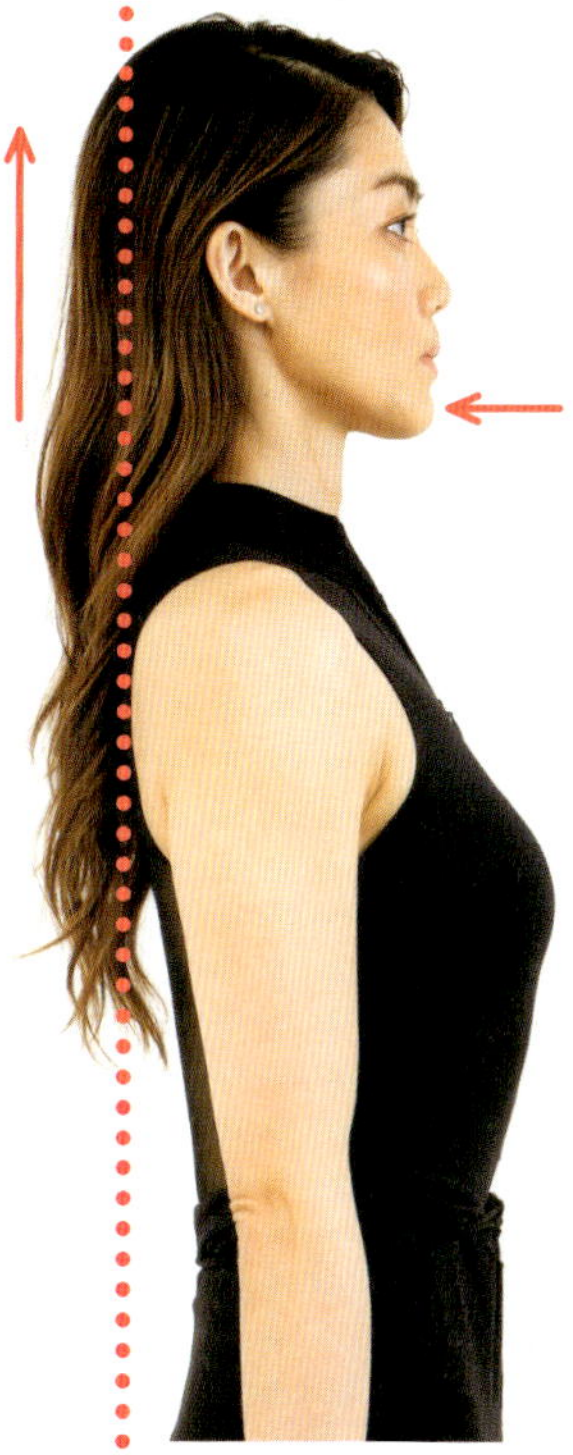

壁に、頭、背中、かかとをピタッとつけ、後頭部の下（首寄り）のほうを壁につけるようにしながらアゴを引く。そのまま「動かず」に、ゼロトレ呼吸を3回繰り返す。

「巻き肩」を治すゼロトレ

――両肩が内側（前側）に入ってしまう「巻き肩」。首を前に倒してやや下を向き、背中を丸めてスマホを長時間見ていることで、最近では「スマホ巻き肩」という言葉もあるくらい、「巻き肩」の人が増殖している。

ゼロポジションで改善する症状

- 首こり
- 五十肩
- 背中のはり
- 腰痛
- 胃腸の不調
- 便秘
- 自律神経失調症

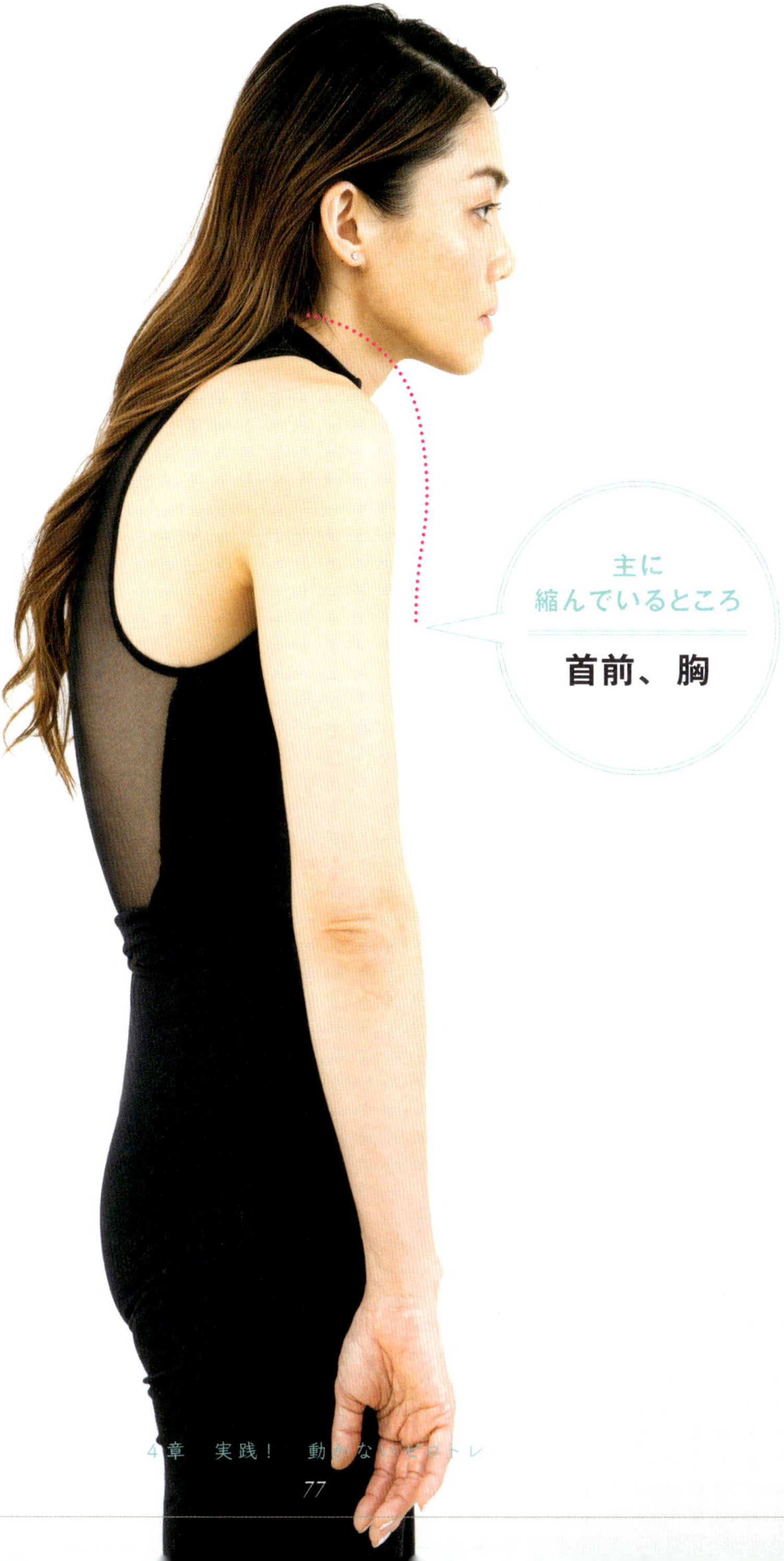
主に
縮んでいるところ
首前、胸

手のひらは、どこを向いていますか？

もはや〝国民病〟と言っていいほどの「巻き肩」。肩こり、五十肩、背中のはり、腰痛などを引き起こすだけでなく、肩が内側に入ることで胸の筋肉（胸筋）が縮んで内臓を圧迫するため、胃腸の調子が悪くなったり、便秘、お腹が冷える、といった症状を訴える人も多くいます。また、胸は垂れ、下腹は出て、お尻も下がりやすくなります。「巻き肩」は体形を崩す原因にもなってしまうわけです。

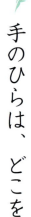

「巻き肩」の人は、自分でも自覚があるものですが、もしも「巻き肩」かどうかわからない場合は、簡単にチェックできる方法があります。力を抜いて立ってみてください。このとき、「手のひら」はどこを向いていますか？　体の側面を向いていれば、さほど気にする必要はありません。しかし、**「やや後方」を向いていたら、肩が内側に入っている証拠。完全に「後方」を向いていたら「重度の巻き肩」です。**

「巻き肩」の人は、「気づくと肩に力が入っている」ことが多いもの。胸筋が縮み、それに引っ張られるように背中が丸まって硬直化することで、肩はいつも力み、つねにエネルギーを放電している状態になってしまうのです。

理想は、体がオンとオフをしっかり切り替えられるようになること。働くときには働き、休むときには休む。しかし、いつも肩に力が入ってしまうと、つねに「オン」で、不必要にエネルギーを使ってしまっていることになります。

「いくら寝てもだるい。疲れが抜けない……」と感じるのは、この放電が大きな原因かもしれません。ただちに「巻き肩」を解消して、「リラックスした肩」に生まれ変わりましょう。

また、「巻き肩」の人は呼吸が浅い傾向にあります。なぜなら、胸が縮んで「横隔《おうかく》膜《まく》」の動きを悪くするから。「横隔膜」は呼吸運動に関する筋肉のひとつで、この動きが悪くなると、息を深く吸ったり吐いたりすることができなくなります。

「巻き肩」になりやすい人は、ズバリ**「座っている時間の長い人」**です。背中を丸めた悪い姿勢で座っていると、肩はどんどん内側に入っていきます。

そこで、解消のための「動かないゼロトレ」。内側に入った肩が、じっとしているだけでスーッと開いてくる気持ちのいい方法です。ぜひ、実践してみてください。

「寝ながら」バージョン

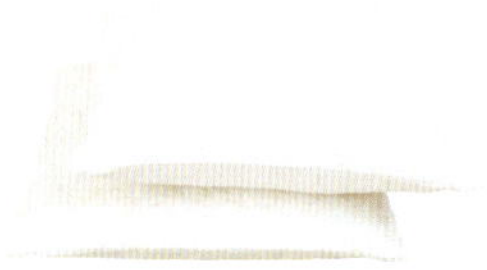

準備

クッション2つをややずらして重ねる

30秒

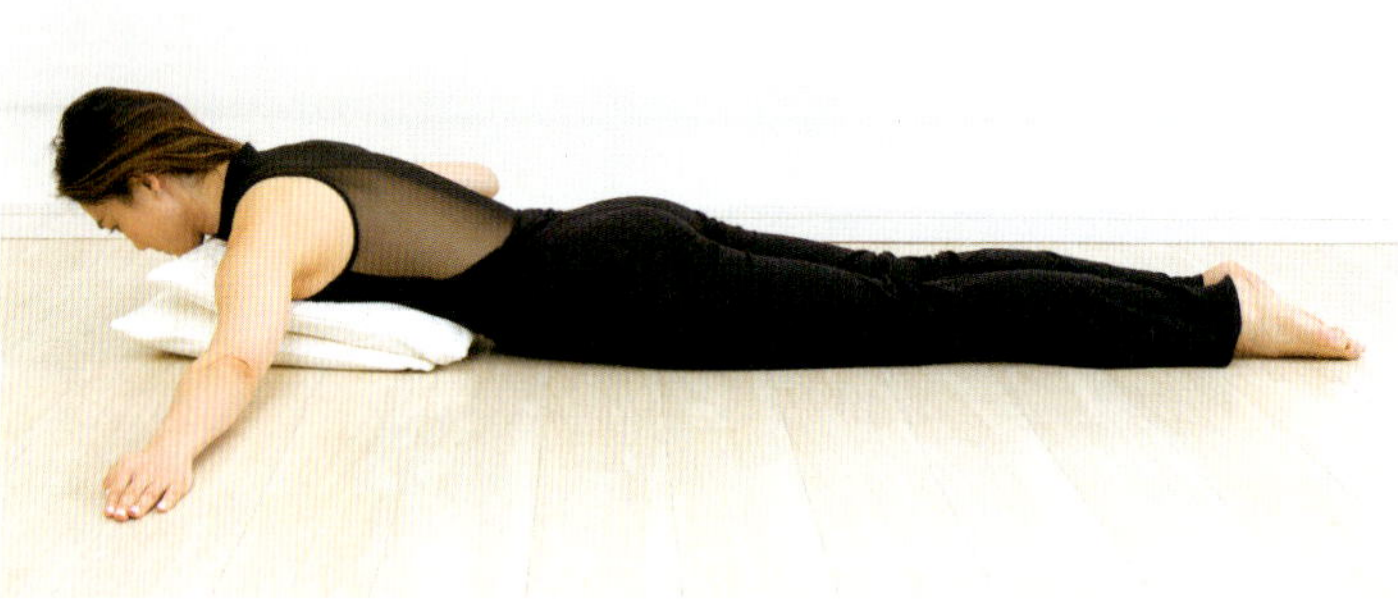

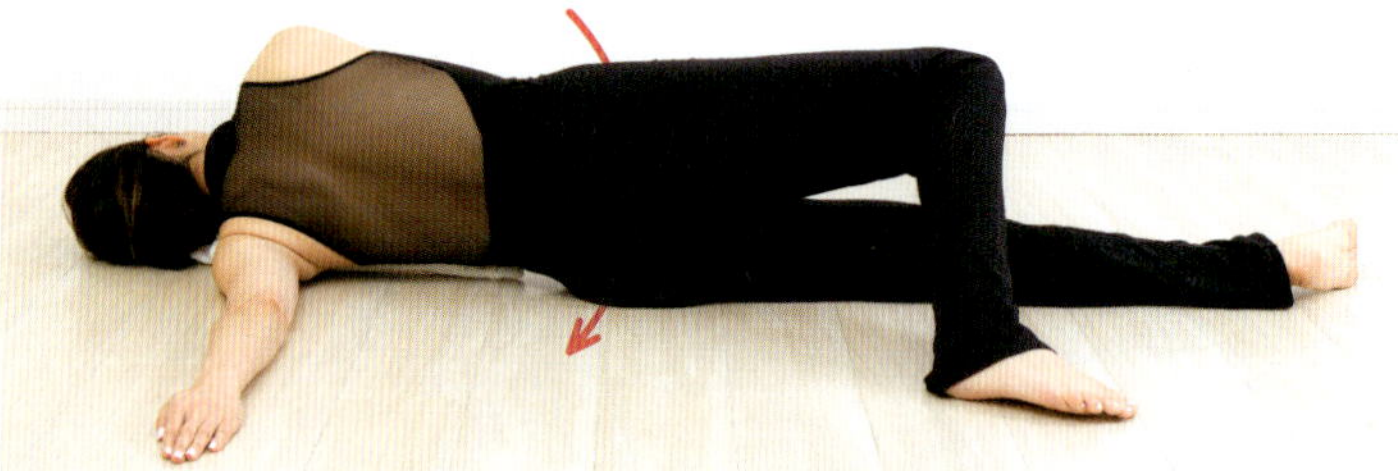

クッションの上に胸がのるように「うつ伏せ」になり、左手を真横に伸ばし、右手のひらは床を押さえる。そこから右脚を曲げて体全体を左側に回転し、そのまま「動かず」に、ゼロトレ呼吸を3回繰り返す（計30秒）。反対側も同様に。

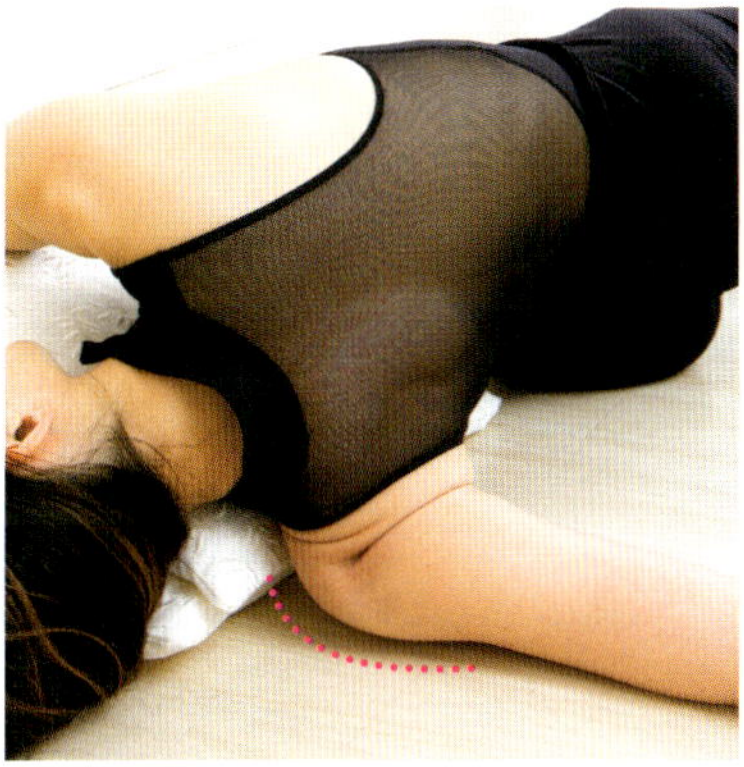

伸ばすほうの肩が
床につくように。

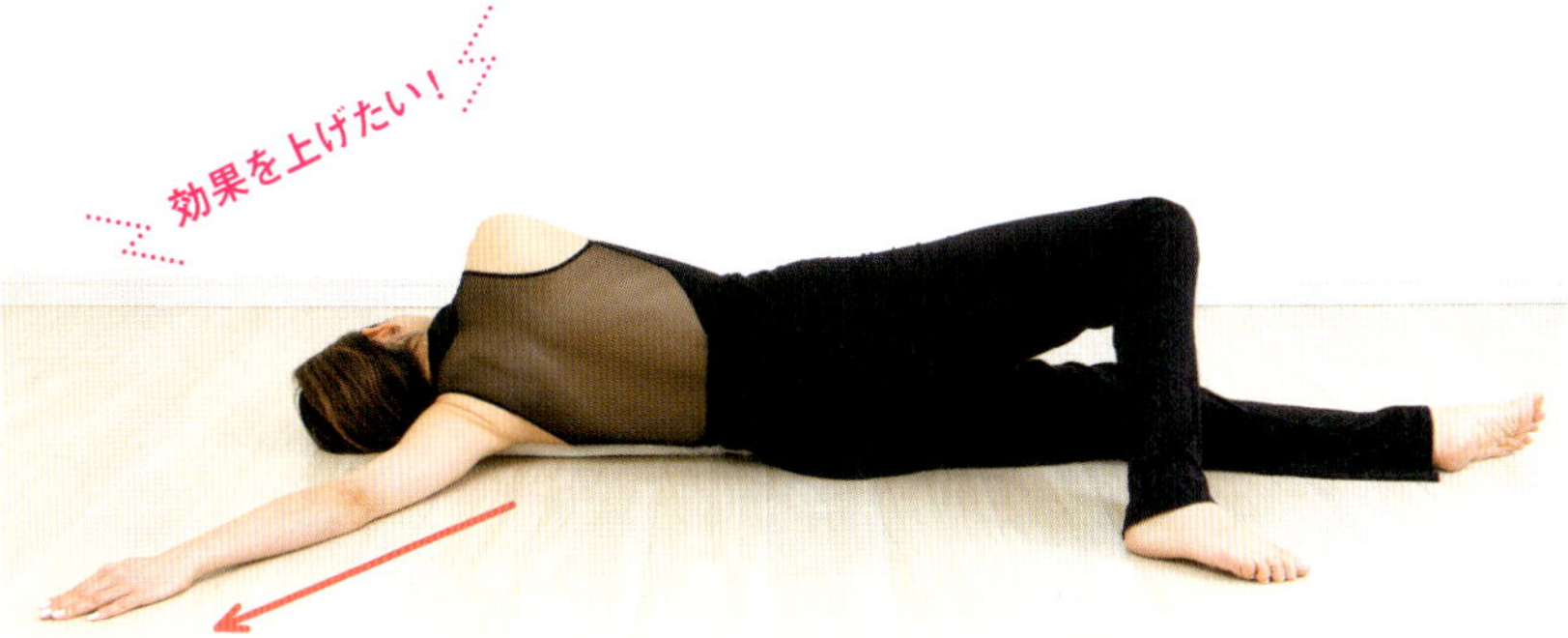

腕の向きを斜め上にしていくと、負荷が大きくなる。

注意点

きつい人は、伸ばした腕を斜め下に。肩をケガしている人や脱臼癖がある人は、医師に相談の上で行ってください。

ZERO TRAINING-02

「どこでも」バージョン

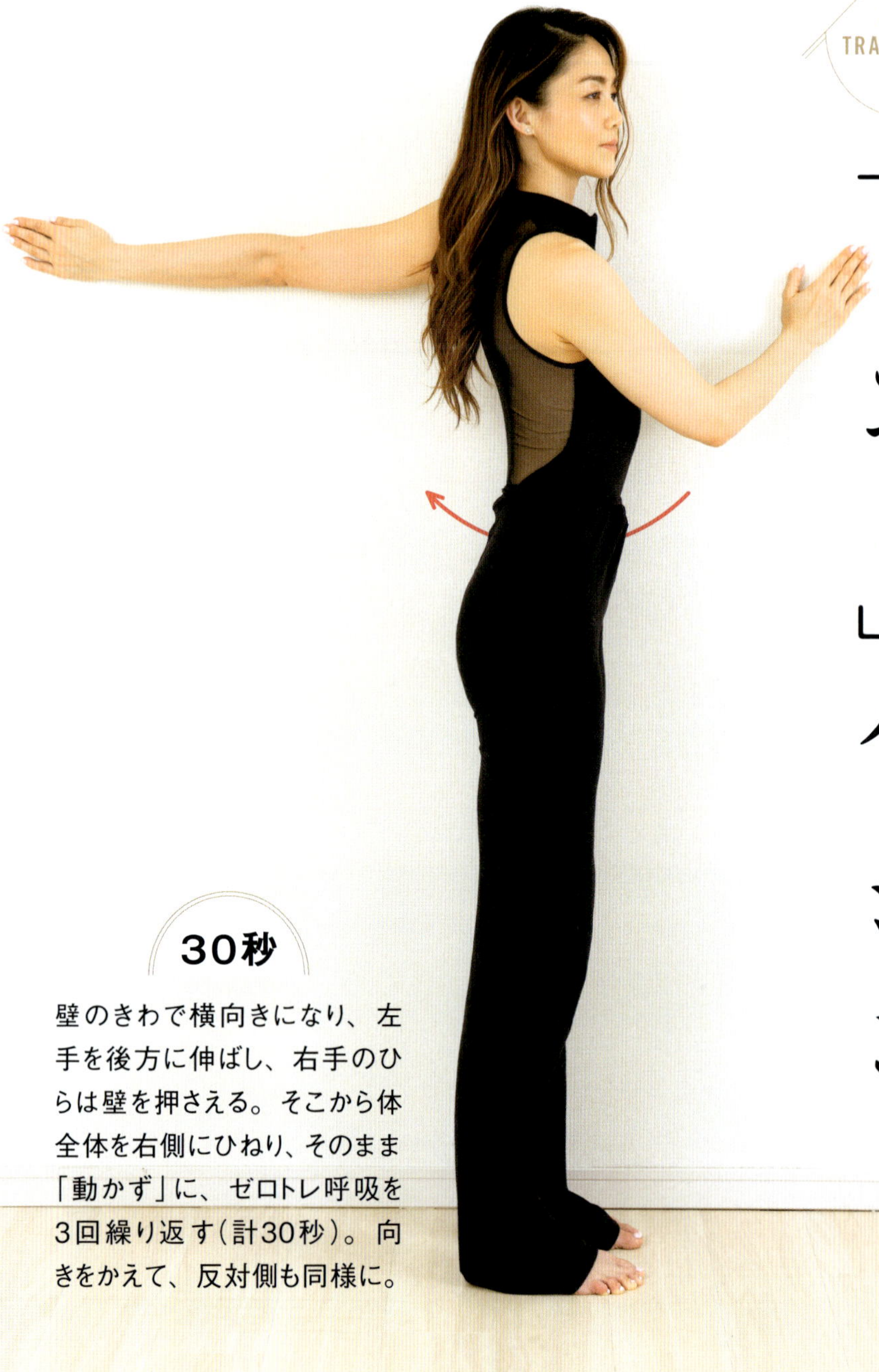

30秒

壁のきわで横向きになり、左手を後方に伸ばし、右手のひらは壁を押さえる。そこから体全体を右側にひねり、そのまま「動かず」に、ゼロトレ呼吸を3回繰り返す（計30秒）。向きをかえて、反対側も同様に。

体の側面が、壁にピタッと
つくように。

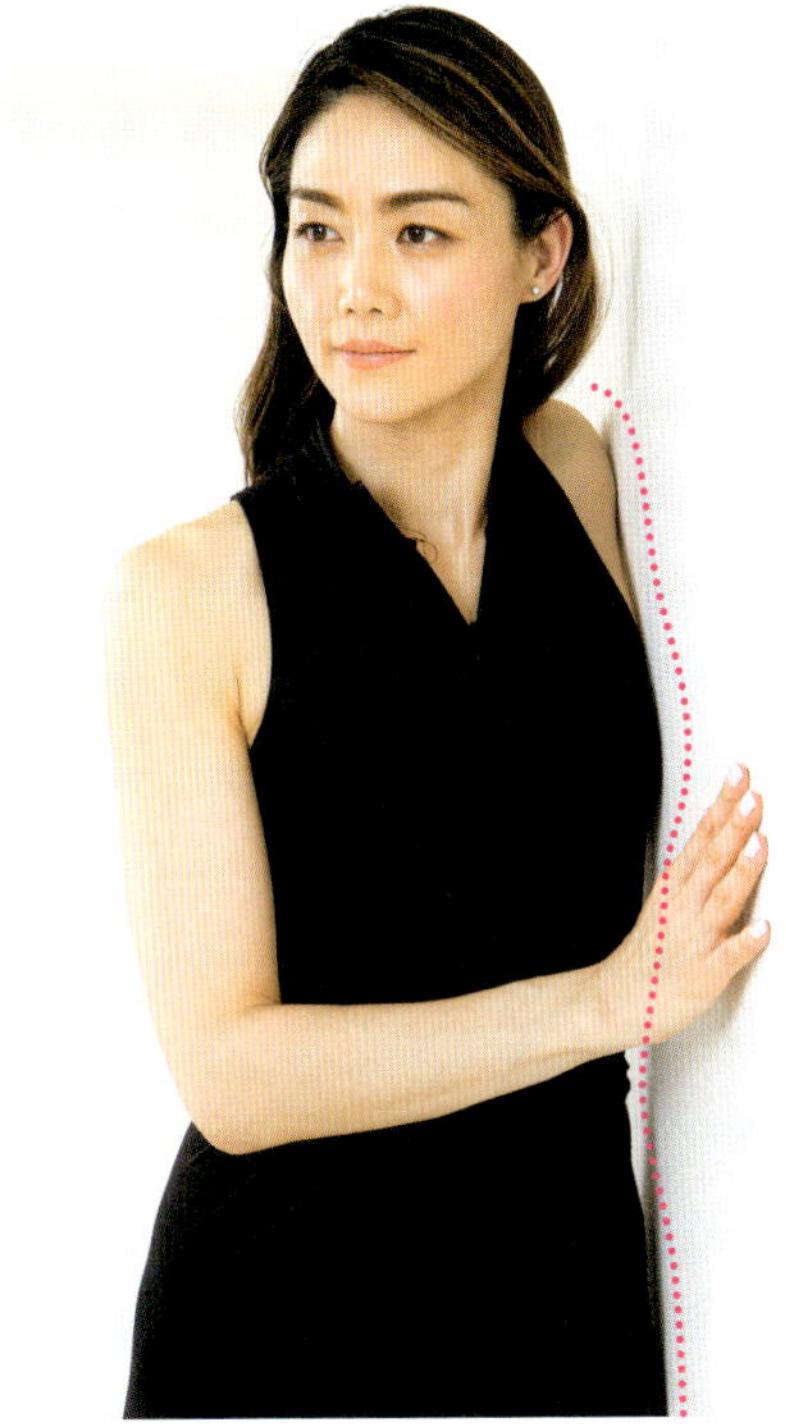

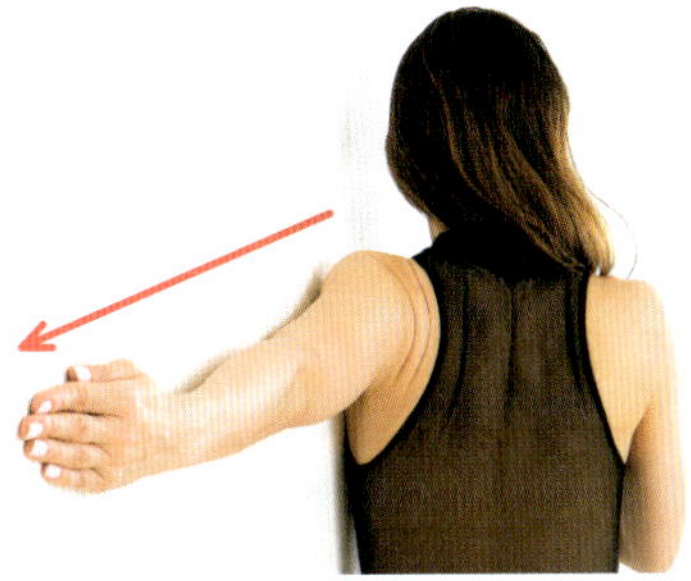

腕は後方にまっすぐ伸ばす。

注意点

きつい人は、伸ばした腕を斜め下に。肩をケガしている人や脱臼癖がある人は、医師に相談の上で行ってください。

動かないゼロトレ

03

ZERO TRAINING-03

「短い脇」を治すゼロトレ

——体形を整えたり、不調を改善したりするときに、多くの人がノーマークの部位がある。「脇」だ。この脇が縮んで、短くなっていることこそが、「五十肩」の大きな原因だとしたら!?

ゼロポジションで改善する症状

- 四十肩
- 五十肩
- 肩こり
- 首こり
- 背中のはり
- 腰痛

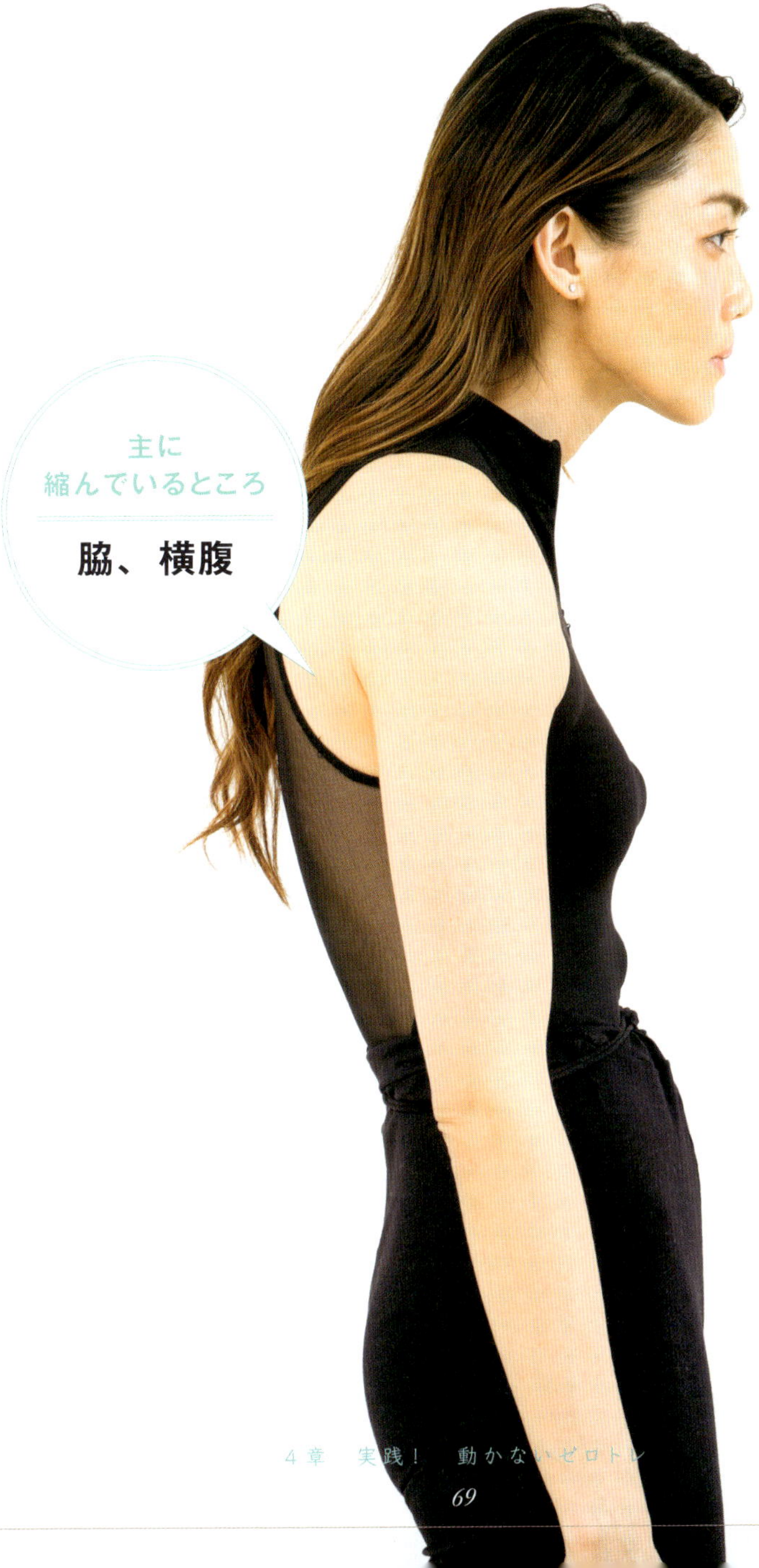
主に
縮んでいるところ
脇、横腹

これこそ大切な部位です！

体の不調について語られるとき、よく出てくる部位は首や肩、腰、ひざです。これらは言ってみれば〝メジャー〟な部位。しかし、光を当てるべき大切な大切な部位があります。それこそが「脇」です。

人間は、普段は、腕をブランと下ろしています。腕を上げる動作はとても少ない。このため、脇は伸ばされる機会がないので、どんどん縮んでいきます。

本当は、あなたの腕はもっと長いはずです。でも、脇が縮むことで、腕も短くなってしまっています。バレリーナが腕を優雅に伸ばすシーンを思い浮かべてください。あのスラッと伸びた腕は、脇に縮みがない証拠です。

ここが縮むと、とても厄介な症状を引き起こします。**「肩が上がらない」**ことです。いわゆる「四十肩」「五十肩」。

体の部位の中で、もっとも自由に動かすことができるのは腕や手です。つかむ、持ち上げる、投げる、取る、拾うなど、様々なシーンで腕を使います。もしも、腕が上がらなくなると、これらの動作の自由がきかなくなり、とても不便ですし、心も暗くなってしまう方が多いのです。

「五十肩」がマッサージでは治らないわけ

脇の重要性を知っていただくために、少し体を動かしてみましょうか。ためしにその場で左腕を真上に向かって上げてみてください。どれくらい上がりますか？　腕の側面が耳にピタッとつくようなら、とても優秀です。

でも、耳につかなかったり、それどころか、全然上がらないような人、上げるだけで痛みが走るような人は、すぐに改善する必要があります。

そんな方々に、ここでちょっとした魔法をかけますね。

まず、**両腕を上げて手のひらを合わせてください。いいですか？　その高さが、現在のあなたの腕が上がる位置です**（次ページの写真1）。

次に、左腕だけを上げたまま、右手の親指で左脇を強く押しながら、**硬くグリグリした部分を探し当ててみてください。**強く押すと痛みを感じる部分です。探し当てたら、そのまま指で押し上げながら、左腕を上に伸ばしてみてください（写真2）。

最後に、**右腕をもう一度伸ばして、両手のひらを合わせてみてください**（写真3）。

さて、いかがですか？　左腕だけがグッと伸びたのではないでしょうか⁉

講演会などで、お客さまにこれをやっていただくと「おおおおおお！」という歓声があがります。グググっと腕が伸びるんです。

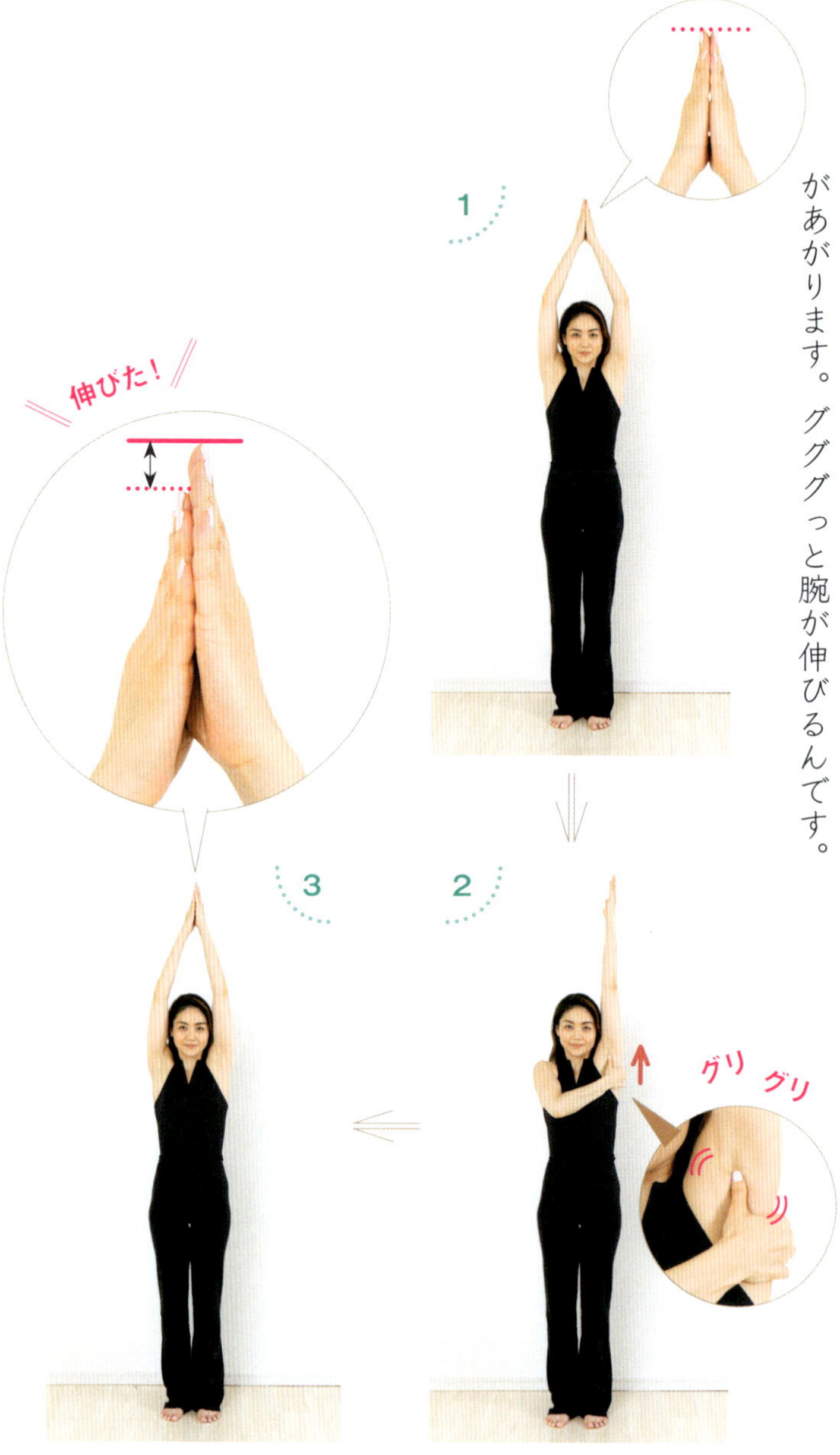

腕が真上に上がっていくためには、下から上に、引き上げていく力が必要です。

そのためには、脇の縮みが解消されなければなりません。

しかし、五十肩や肩こりに悩まされると、みなさんマッサージに通います。たいていのマッサージは、指で体をもむ施術を行いますよね。肩をもむ、首をもむ。でも、いくらもんだところで、腕が上がらない原因は「脇の縮み」にあるわけですから、上がるようになるわけがありません。

逆に、先ほどの腕上げのように、仕組みとコツさえ知っていれば、体って簡単に変えることができるわけです。

昔、**「ぶら下がり健康器」**なるものが流行しましたよね。鉄棒のようなものに、ぶら下がるだけ。あれ、脇の縮みを解消するのには最高の道具です。今さらあの器具を手に入れなくても、公園に行って鉄棒やうんていにぶら下がるだけで、脇はググッと伸びていきます。

とはいえ、毎日、公園に行くのも億劫《おっくう》ですよね。もちろん、家にいながら、寝ているだけで縮みを解消できるゼロトレをご用意しました。これで、スラッと伸びる腕に生まれ変わってください。気持ちよすぎて、寝てしまわないようにご注意を。

「寝ながら」バージョン

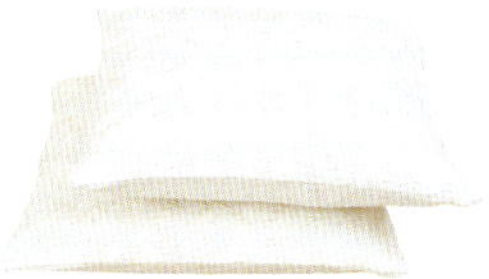

準備

クッション2つをややずらして重ねる

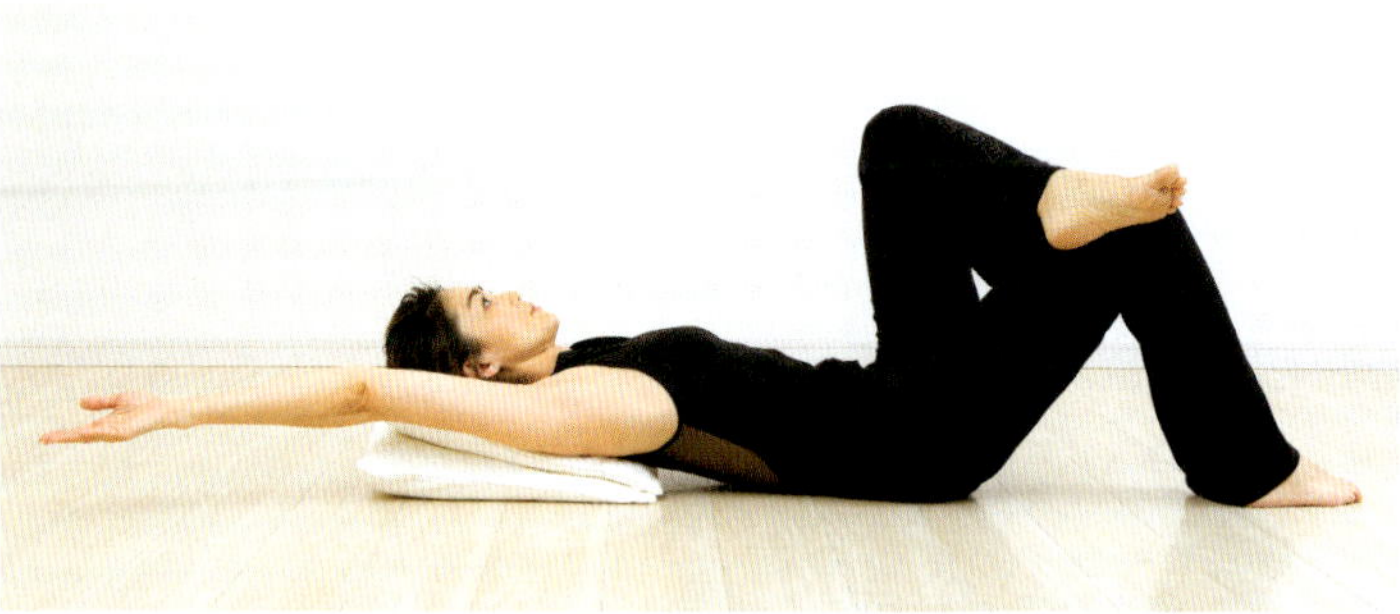

クッションの上に、頭、首、両肩をのせて仰向けになり、右ひざを立てて、左足のくるぶしを右ひざにのせて「4の字」の形にする。次に、右腕を上に、左腕は横に伸ばす。

30秒

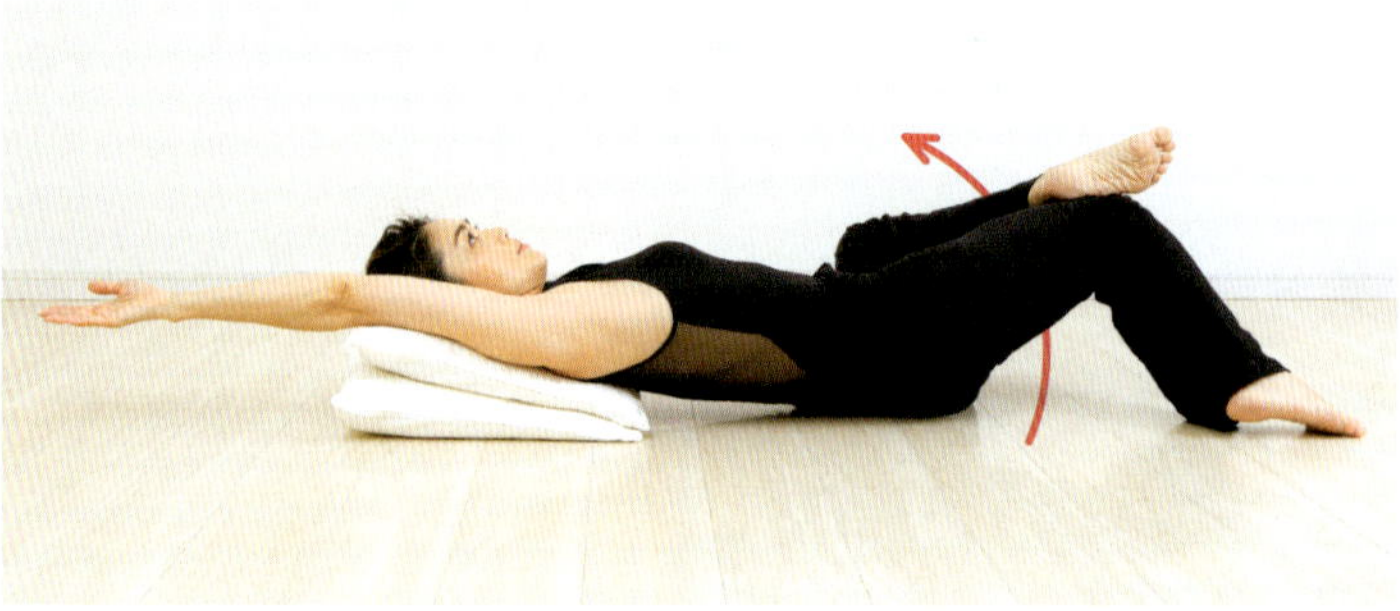

「4の字」をキープしながら、下半身を左側にグーッと倒す。右脇、右の横腹が伸びるのを感じながら、「動かず」に、ゼロトレ呼吸を3回繰り返す（計30秒）。反対側も同様に。

効果を上げたい！

腕を頭上にまっすぐ伸ばすと
負荷が大きい。

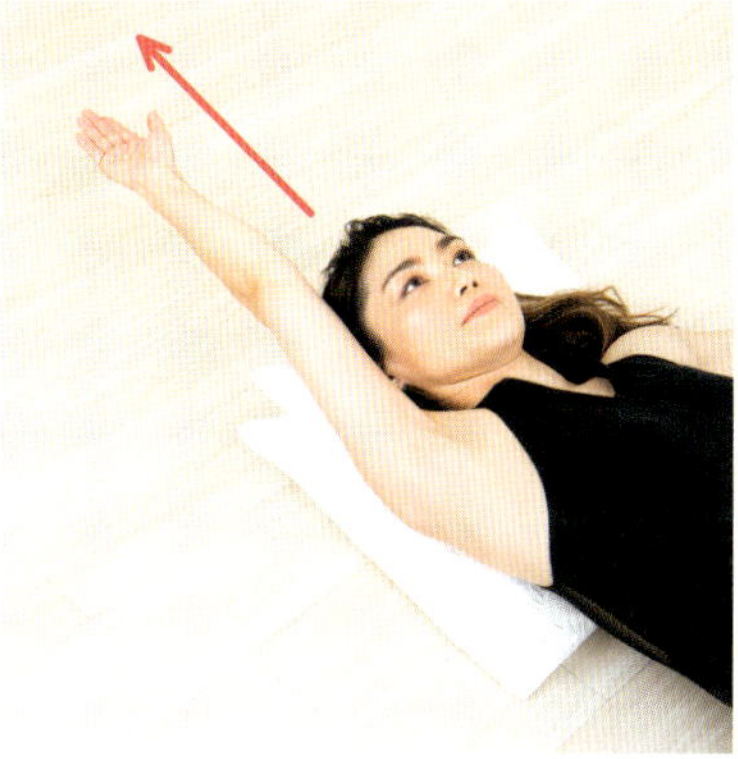

きつい場合は

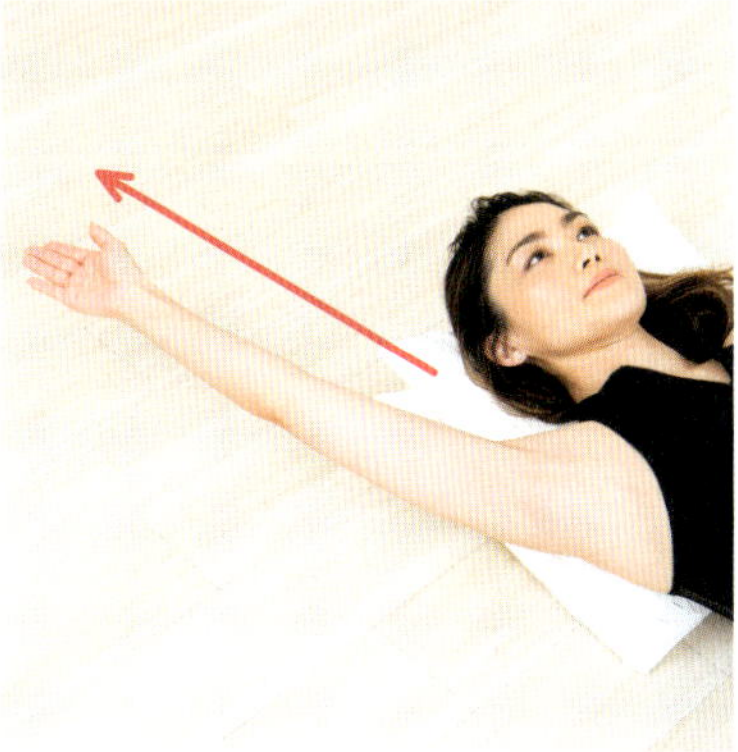

きつい人は、腕の向きを斜めに
すると、負荷が小さくなる。

注意点

伸ばした腕を斜めにしてもきつい人は、ひじを曲げるとよいでしょう。腕がしびれてきたら中止してください。

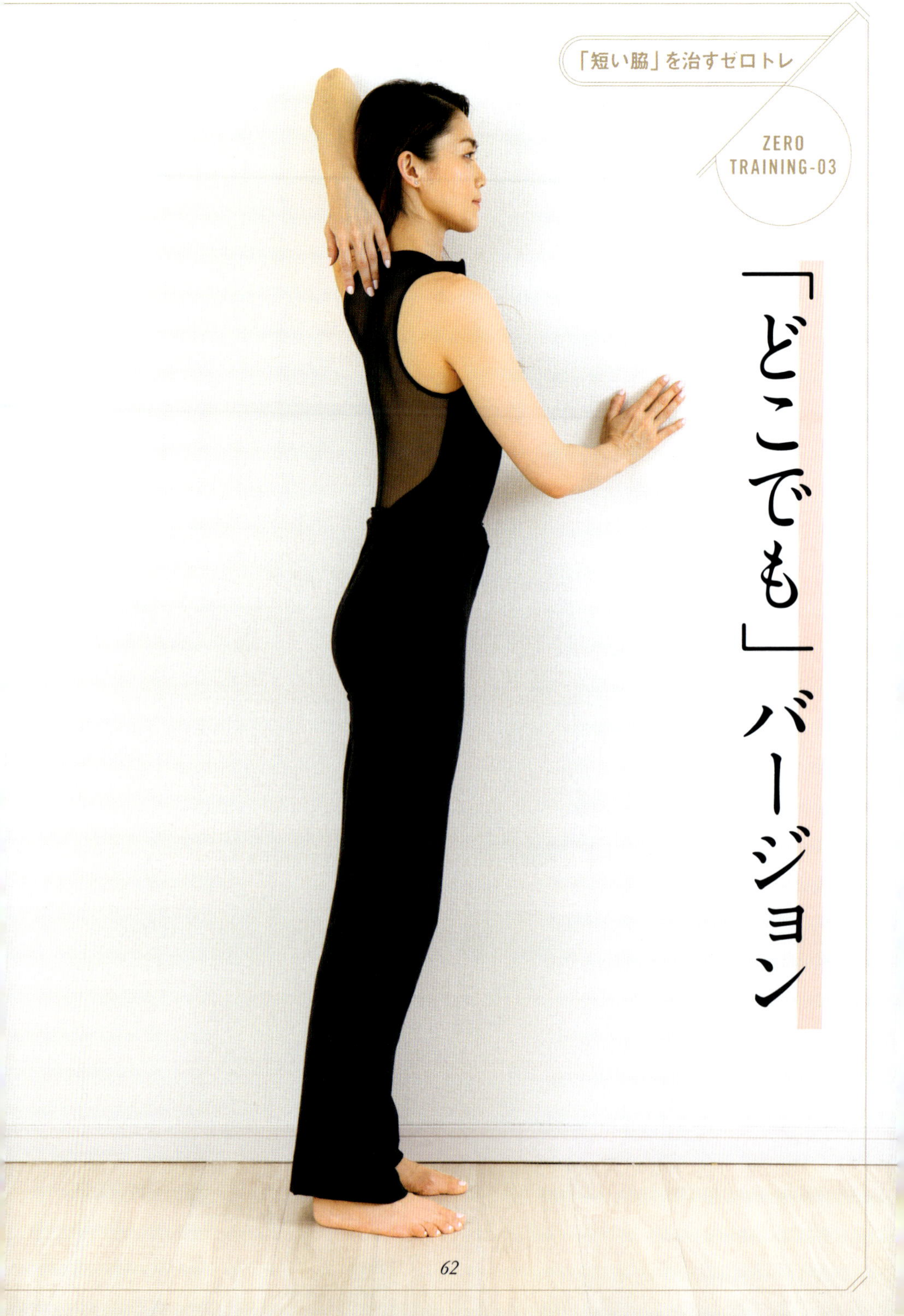

「どこでも」バージョン

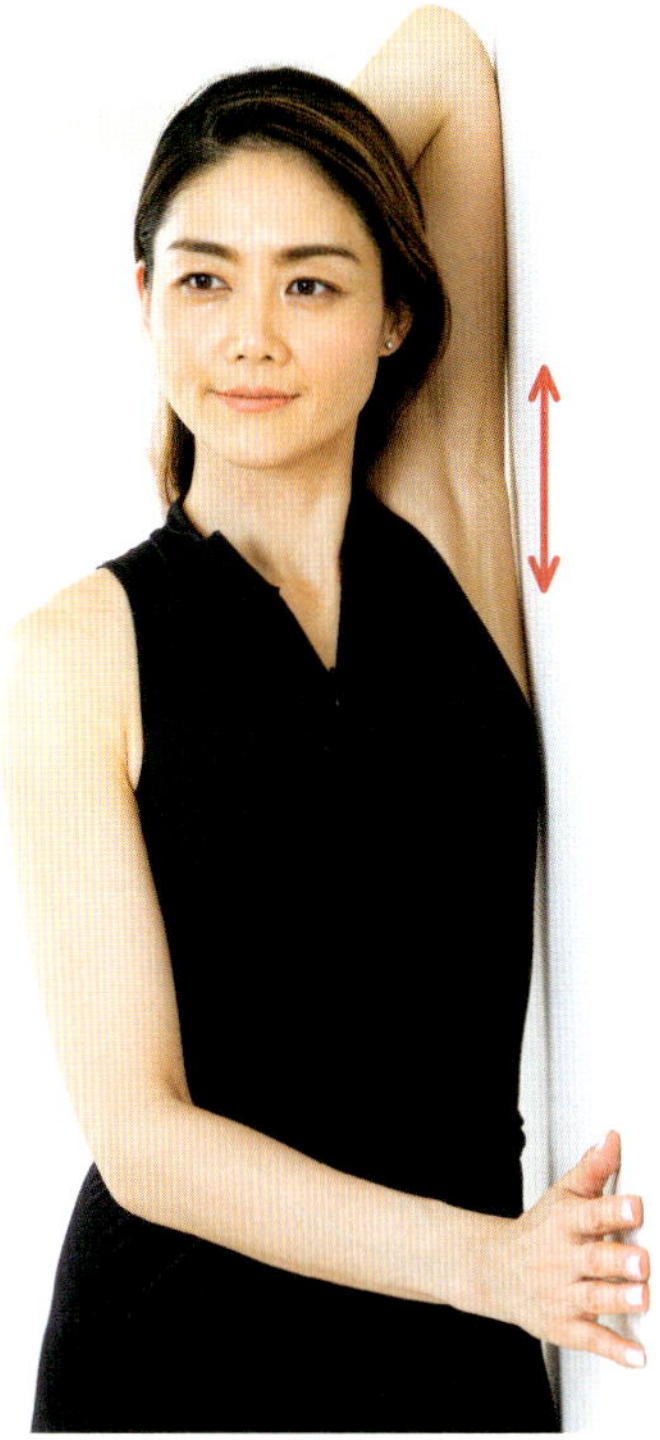

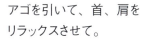

壁のきわで横向きになり、左ひじをたたんで脇を壁につけ、右手のひらは壁を押さえる。左脇がグッと伸びるのを感じながら、そのまま「動かず」に、ゼロトレ呼吸を3回繰り返す（計30秒）。向きをかえて、反対側も同様に。

30秒

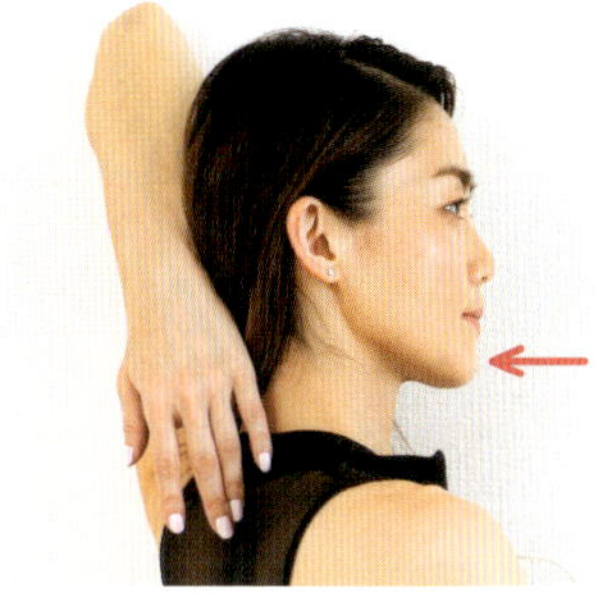

アゴを引いて、首、肩をリラックスさせて。

注意点

きつい人は、上げたひじの位置をやや前に。腕がしびれてきたら中止してください。

「猫の背」を治すゼロトレ

――年齢を重ねるほど、背中がどんどん丸くなっていくと思われがちだが、ニューヨークには70歳でも、80歳でも背筋のピンと伸びた高齢者がたくさんいて、歩く姿も颯爽《さっそう》としている。そんな「若々しい背中」は、どうすれば手に入るのか⁉

ゼロポジションで改善する症状

- 腰痛
- 背中のはり
- 肩こり
- 内臓の不調
- ぽっこりお腹

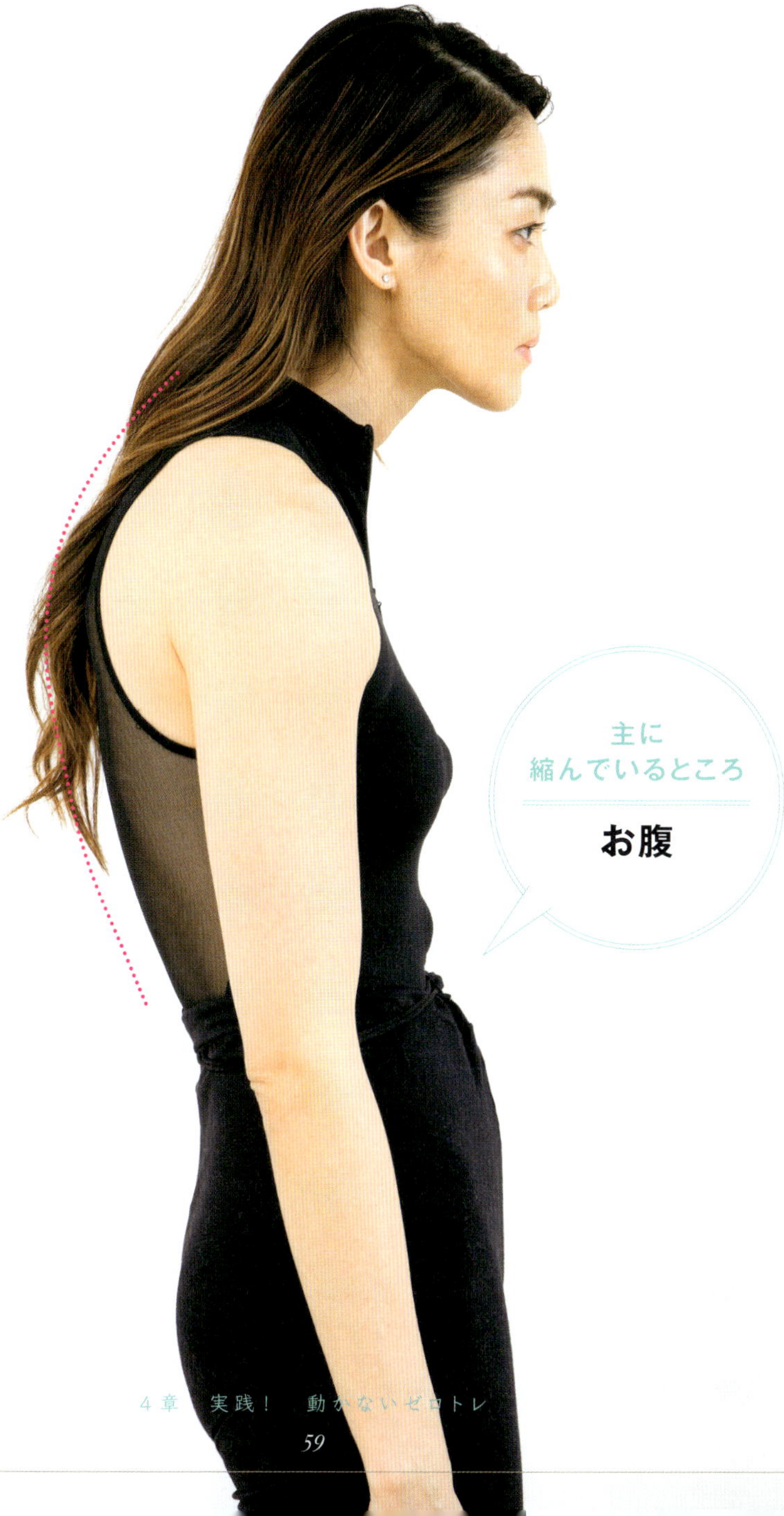
主に
縮んでいるところ
お腹

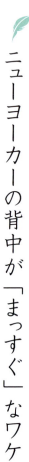

ニューヨーカーの背中が「まっすぐ」なワケ

猫背は、悪い印象を与えるだけでなく、健康面においても、大きな問題を引き起こします。**「背中が丸まる」ということは、体の前面にある胸やお腹を縮ませることになります。**これによって内臓がつねに潰れた状態になり、胃腸などの器官の動きを悪くします。ゼロトレによって**「便秘が解消した！」**というお声をたくさんいただきますが、これは背中や腰が伸びたことで内臓の動きが良くなったことが原因だと考えられます。逆に言うと、姿勢が悪いだけで、便秘まで引き起こしてしまうわけです。

また、腰にも悪影響が。特に、座っているとき。猫背になると、背中に重力を受け、体が上から潰された状態になり、腰を圧迫して負担が大きくなります。**慢性腰痛に悩まされている人は、大抵、猫背です。**

ニューヨークの高齢者の多くは、驚くほどに背中がまっすぐです。健康への意識が高いニューヨーカーたちは、「姿勢の良さ」が体にいい影響を及ぼすことを知っているのでしょう。ただでさえ、ニューヨークの冬は極寒です。マイナス10度や20度は当たり前。突き刺すような冷たい風が吹くこの地で、背中を丸めずに歩くというのは、すごいことです。これが自然にできるのは、普段から背中をまっすぐに保つためのトレーニングやケアをしっかり行っている証拠です。

背中は、体の中でも、とても面積の大きい部位です。しかも、臓器と隣りあわせになっています。再三お伝えしているように、背中が丸まることで、体全体が上から潰されてぺしゃんこになります。首や肩、腰、ひざに負担がかかり、内臓を潰してその動きを悪くしてしまう。呼吸も浅くなることでしょう。

「まっすぐ、伸びやかな背中」に生まれ変わることは、人生100年時代を生き抜く大きなテーマです。寝たきりを予防し、いつまでも自分の脚で歩けるようにするためには、「まっすぐな背中」が必要なのです。

ここでご紹介する「動かないゼロトレ」で、〝長生きする背中〟を手に入れ、羽が生えたような軽い体を実感してください。やり方は、きわめて簡単です。クッションの上に寝るだけですから。これで、バキバキの背中とサヨナラできるはずですよ。

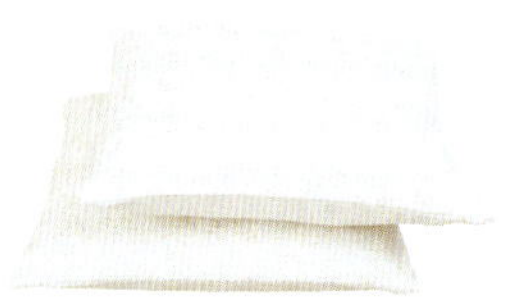

準備

クッション2つをややずらして重ねる

「寝ながら」バージョン

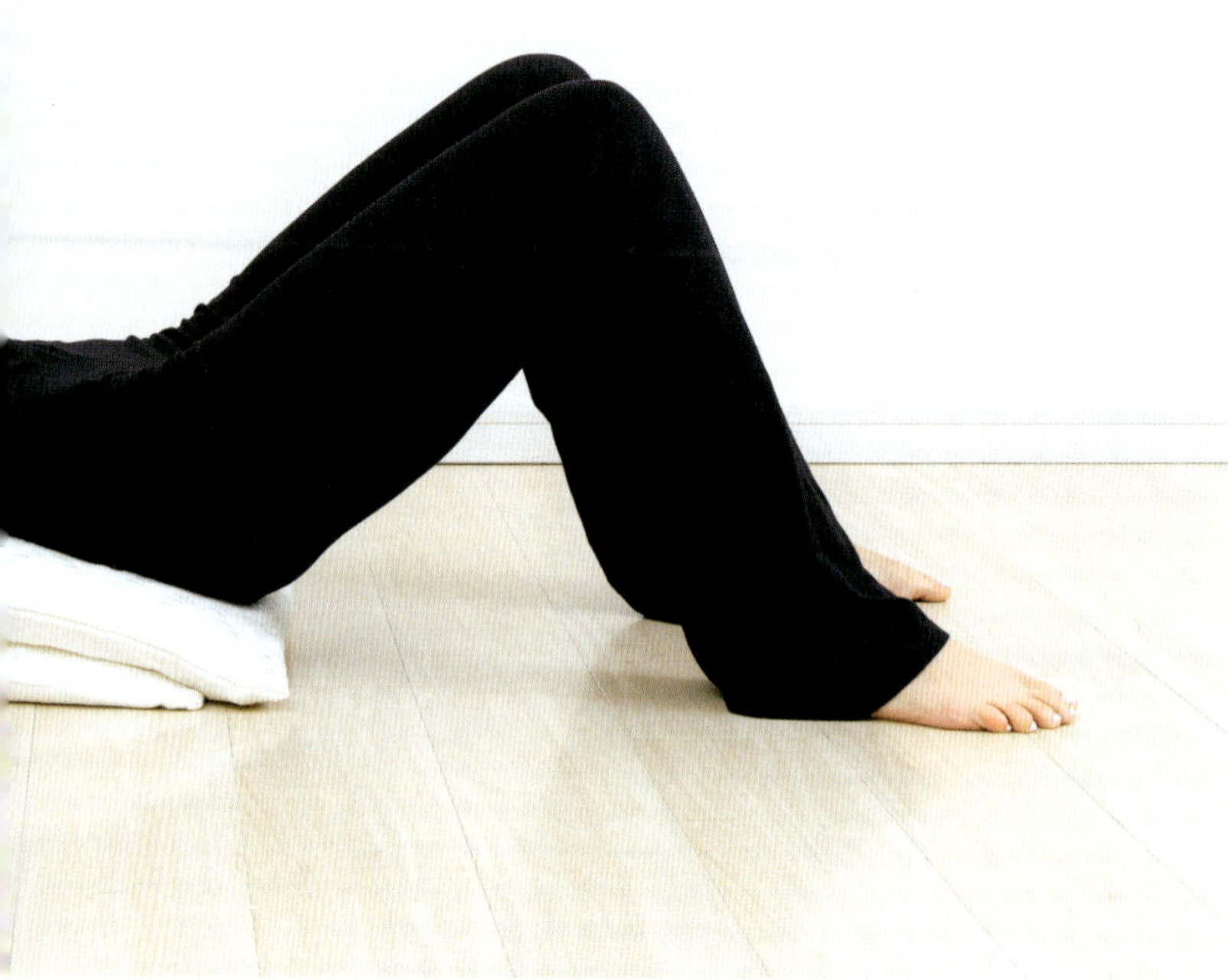

注意点

肩と首をしっかり床につけ、アゴを上げないこと。アゴを上げると、首の後ろの動脈を圧迫してしまいます。

30秒

クッションの上に、背中、腰、お尻をのせ、両ひざを立てて仰向けになる。両腕は横に広げ、手のひらは上（天井）を向くように。背中、腰の伸びを感じながら、そのまま「動かず」に、ゼロトレ呼吸を3回繰り返す（計30秒）。

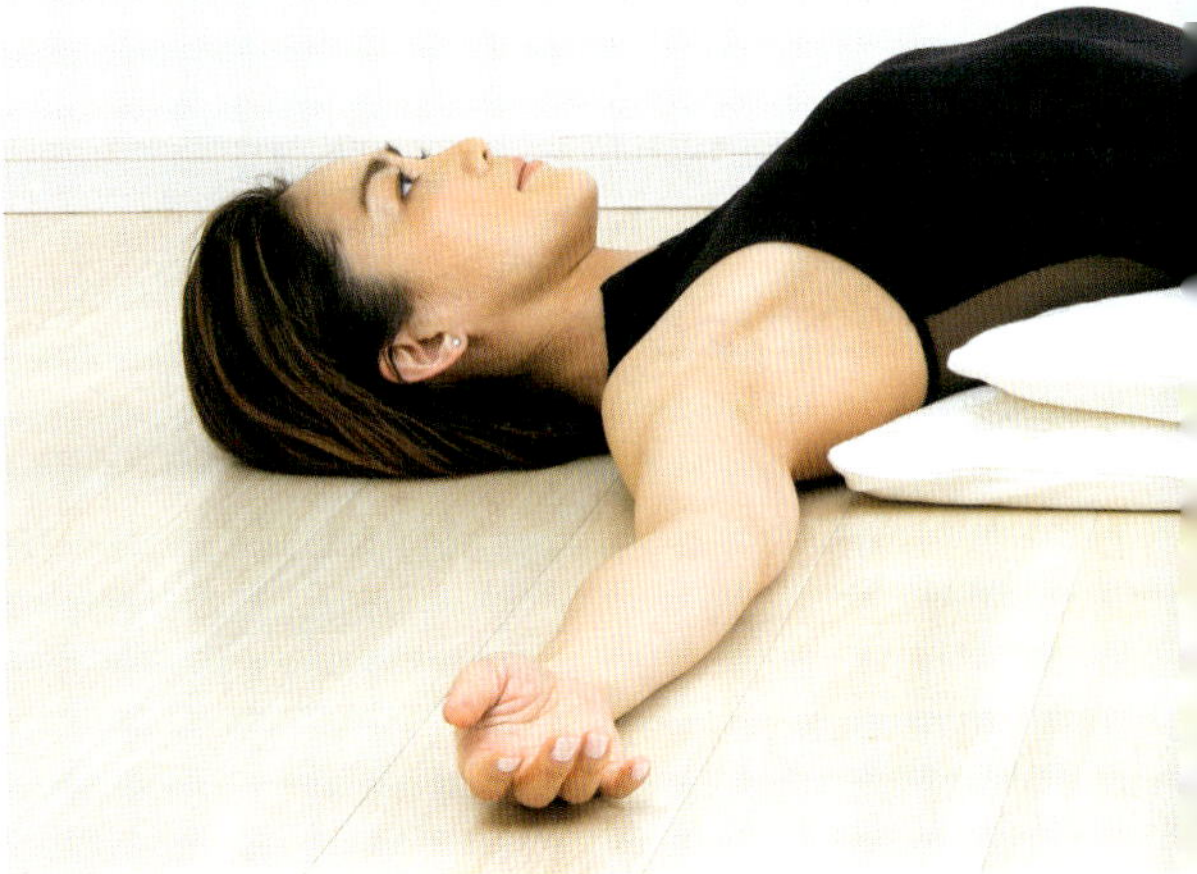

効果を上げたい！

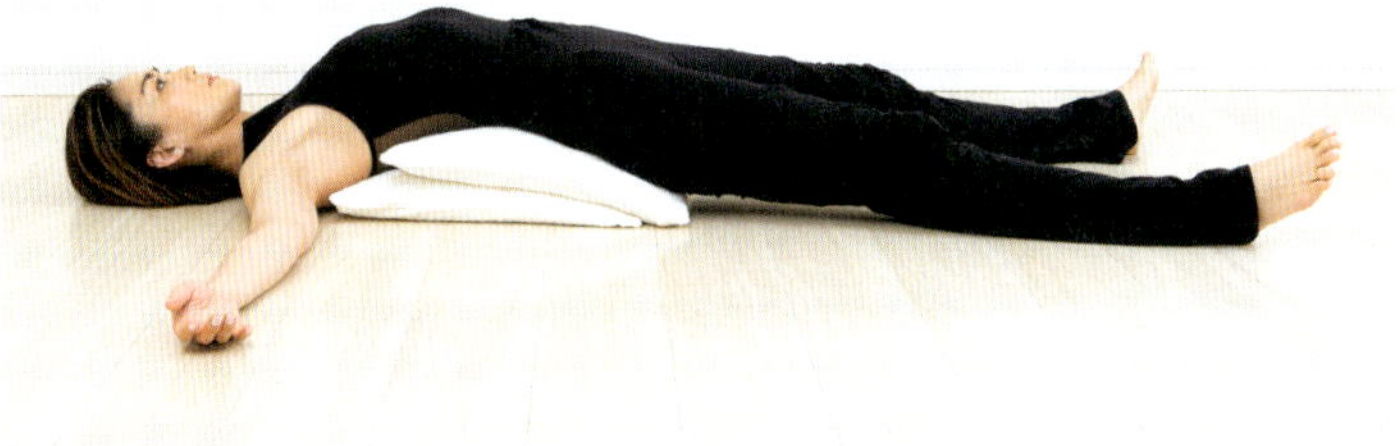

両足を伸ばすと、さらに伸びを実感できる。

ZERO TRAINING-04

「どこでも」バージョン

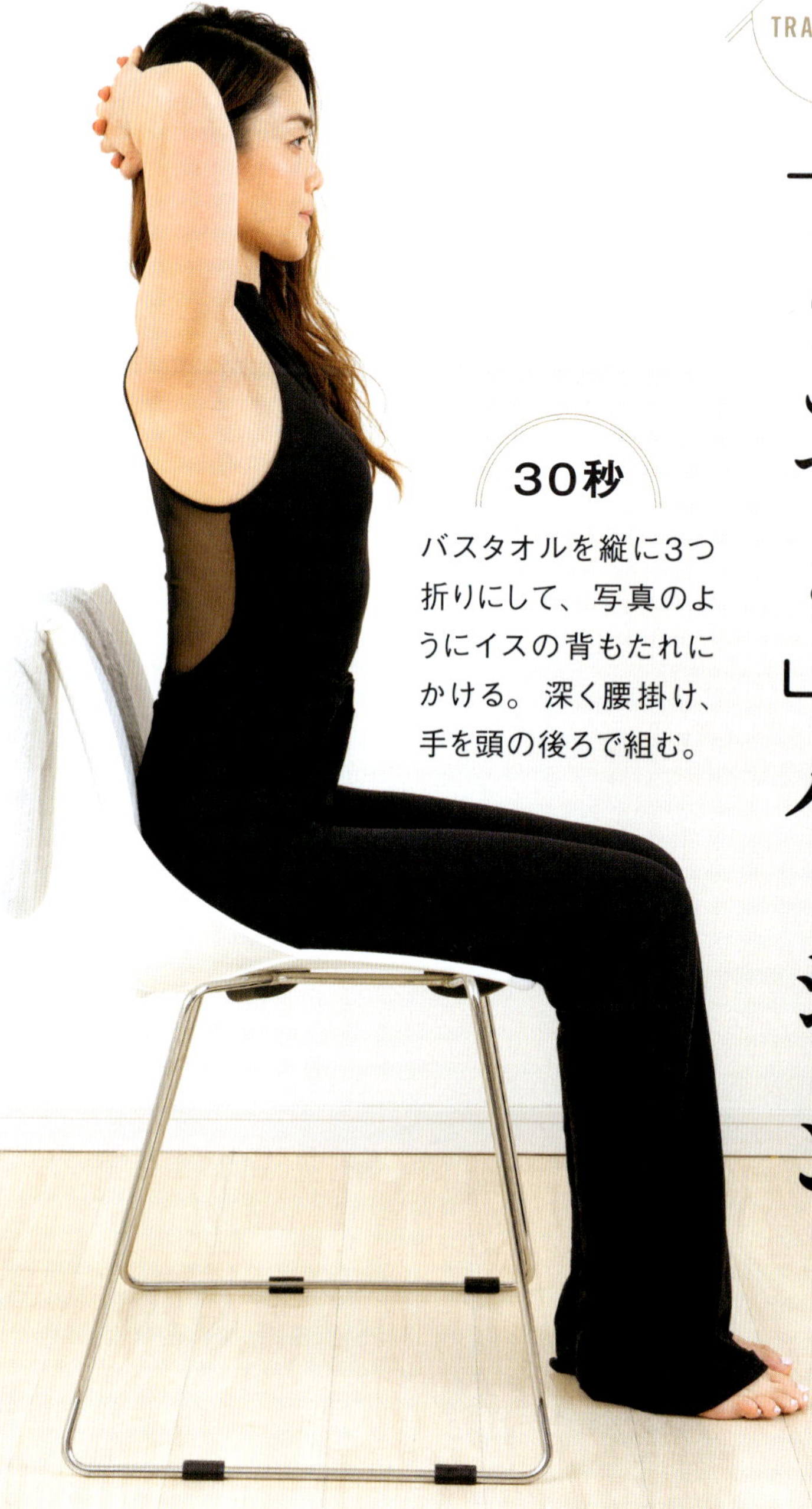

30秒

バスタオルを縦に3つ折りにして、写真のようにイスの背もたれにかける。深く腰掛け、手を頭の後ろで組む。

30秒

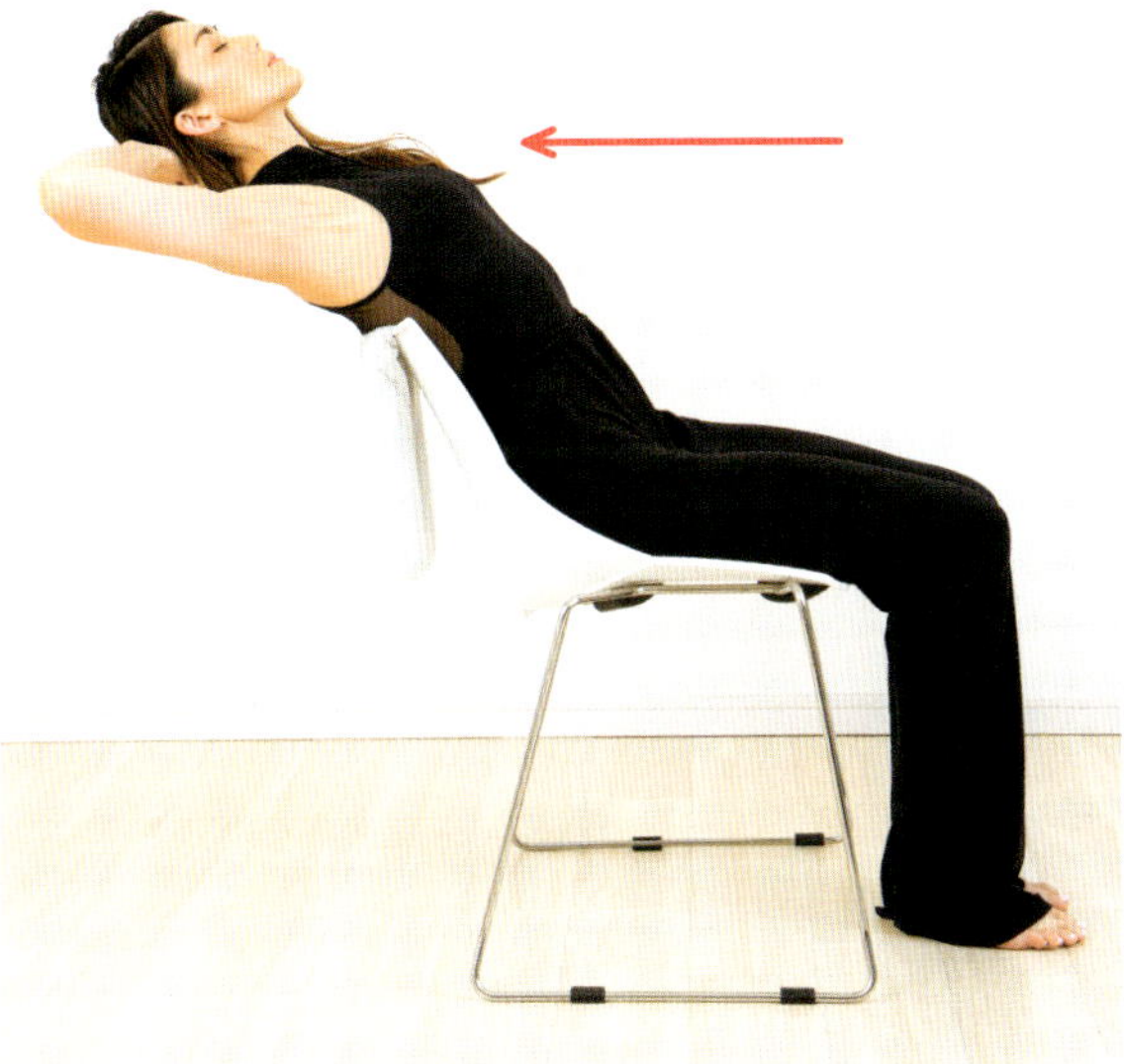

ゼロトレ呼吸で、3秒吸い、7秒吐くときに後方にグッと上半身を反らせる。そのまま「動かず」に、ゼロトレ呼吸を3回繰り返す（計30秒）。

注意点

後頭部から手を離すと、首の後ろの動脈を圧迫し、気分が悪くなったり、吐き気をもよおしたりするので注意。

動かないゼロトレ

05

ZERO TRAINING-05

「丸い腰」を治すゼロトレ

――体の要である「腰」。世の中には、この腰に痛みやだるさを覚える人がどれだけ多いことか。そんな人たちの腰は、大抵「丸み」がある。どうすれば、痛み知らずの「まっすぐな腰」が手に入るのか!?

ゼロポジションで改善する症状

腰痛

ひざ痛

股関節痛

背中のはり

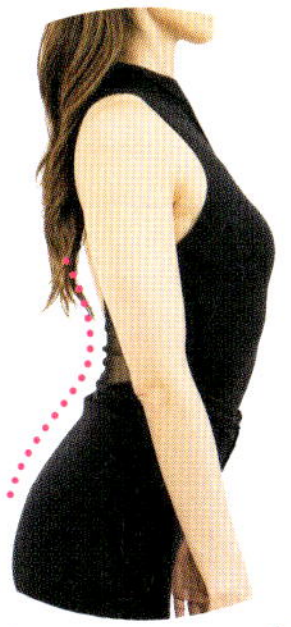

極端な反り腰の人もいる

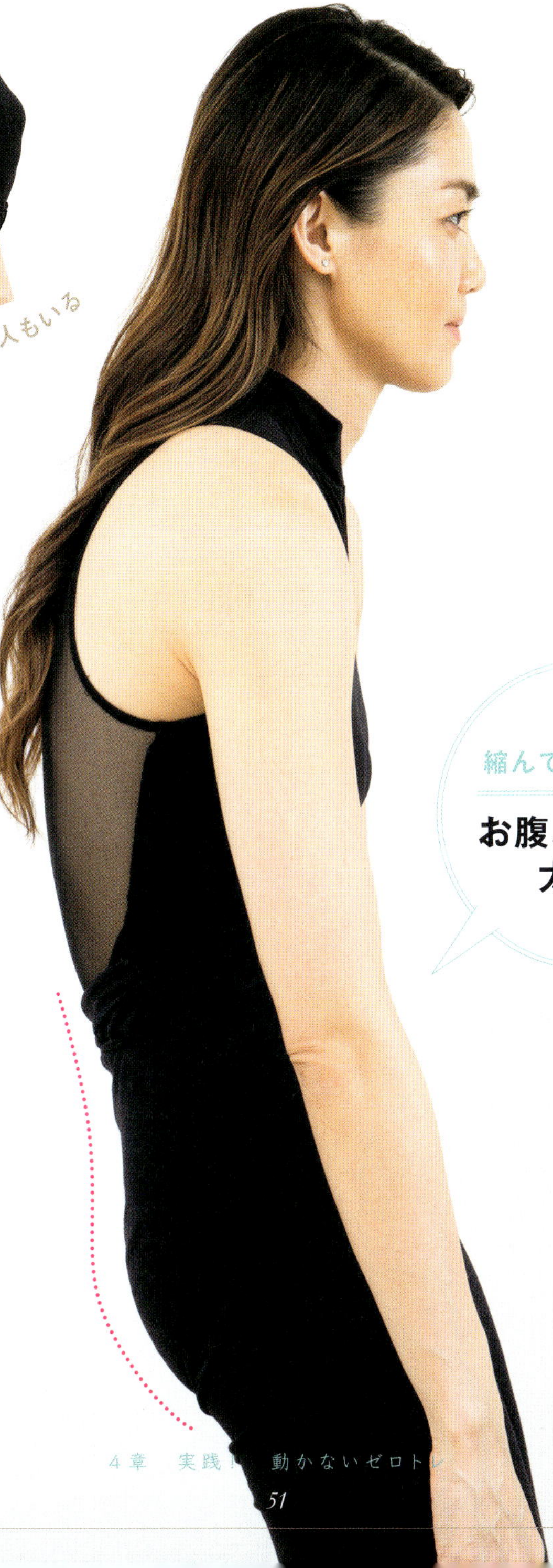

主に
縮んでいるところ

お腹、股関節、
太もも

拳銃の代わりに爆弾を……

「丸腰」というと、刀や拳銃を持っていないことを意味しますが、ここでいう「丸い腰」は刀や拳銃の代わりに「ある爆弾」を抱えて生きていることを意味します。その爆弾こそが「腰痛」です。

腰のゼロポジションは、お尻の上の尻尾のような骨（仙骨）から背骨にかけて「まっすぐ立っている」状態です。**「仙骨が立った状態」**と言い換えてもいいでしょう。

このゼロポジションが崩れると、腰は丸みを帯びてきます。〝猫背〟ならぬ、〝猫腰〟。こうなるとお腹が縮んで、**お腹付近にある腸腰筋《ちょうようきん》などの筋肉が硬直化して柔軟性を失うため、腰痛を引き起こします。**胃腸の動きも悪くなってしまいます。

また、丸い腰によって股関節や太ももも縮んでくるため、お尻が下がり、ひざが前に出て体重がのってしまいます。こうして、ひざ痛を引き起こします。

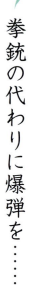

「この腰の痛みさえなかったら……」

「ひざ痛さえなければ、どんなに毎日が楽しいだろう……」

そう感じている方は多いことでしょう。これは何も中高年に限ったことではありません。20代や30代でも、腰痛に悩まされている人は多いですし、妊婦さんは腰とひざ、ダブルで痛くなることがあります。

私の知人の男性は、長年、慢性的な腰痛に悩まされていました。月に一度マッサージに行っては、その日だけ腰の痛みが軽くなり、翌日からまた痛む。つまり、**ひと月のうち29日間は腰が痛く、1日だけ痛みがない。**そんな生活を10年近く繰り返してきたようです。その方に、「丸い腰」を治すゼロトレをお教えすると、「早速、明日からやってみます！」とお答えになって、1週間後、次のようなメールをいただきました。

「初日から、これまでに味わったことのない腰の軽さを感じ、1週間後には痛みが完全に消えました。これまで一体いくらマッサージにお金をかけたというのでしょう。本当に、本当にありがとうございます」

その後、久しぶりにその方にお会いすると、以前は丸かった背中や腰が、まっすぐになり、まるで別人のような姿勢になっていました。

「丸い腰」を治すゼロトレは、とにかく簡単で、気持ちいいです。ぜひ実践して、腰痛知らずの快適な体に生まれ変わってください。

「寝ながら」バージョン

準備

使用するクッションはひとつ

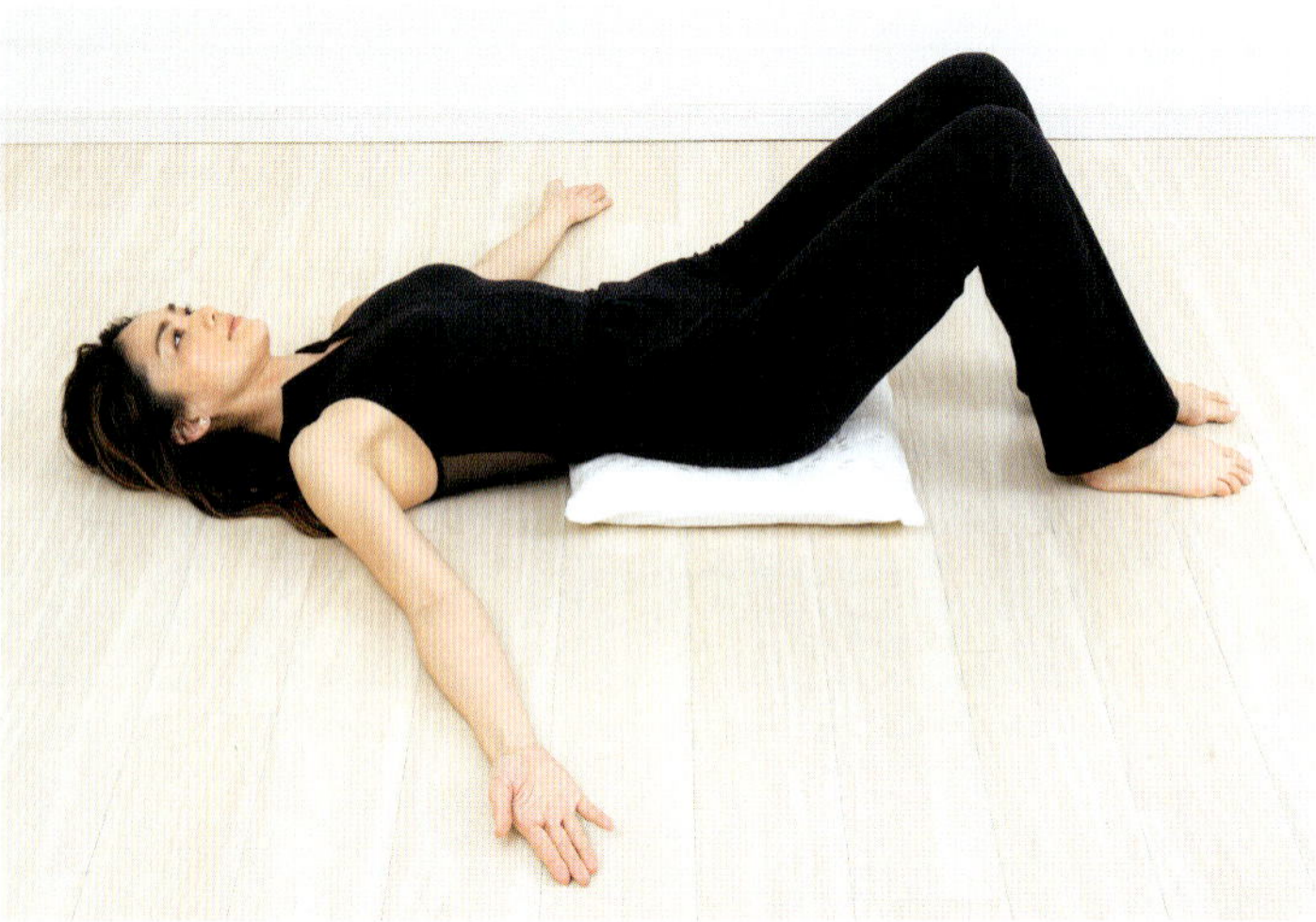

仰向けで、クッションの上にお尻をのせて、両ひざを立てる。両腕は横に開き、手のひらは上（天井）を向くように。

30秒

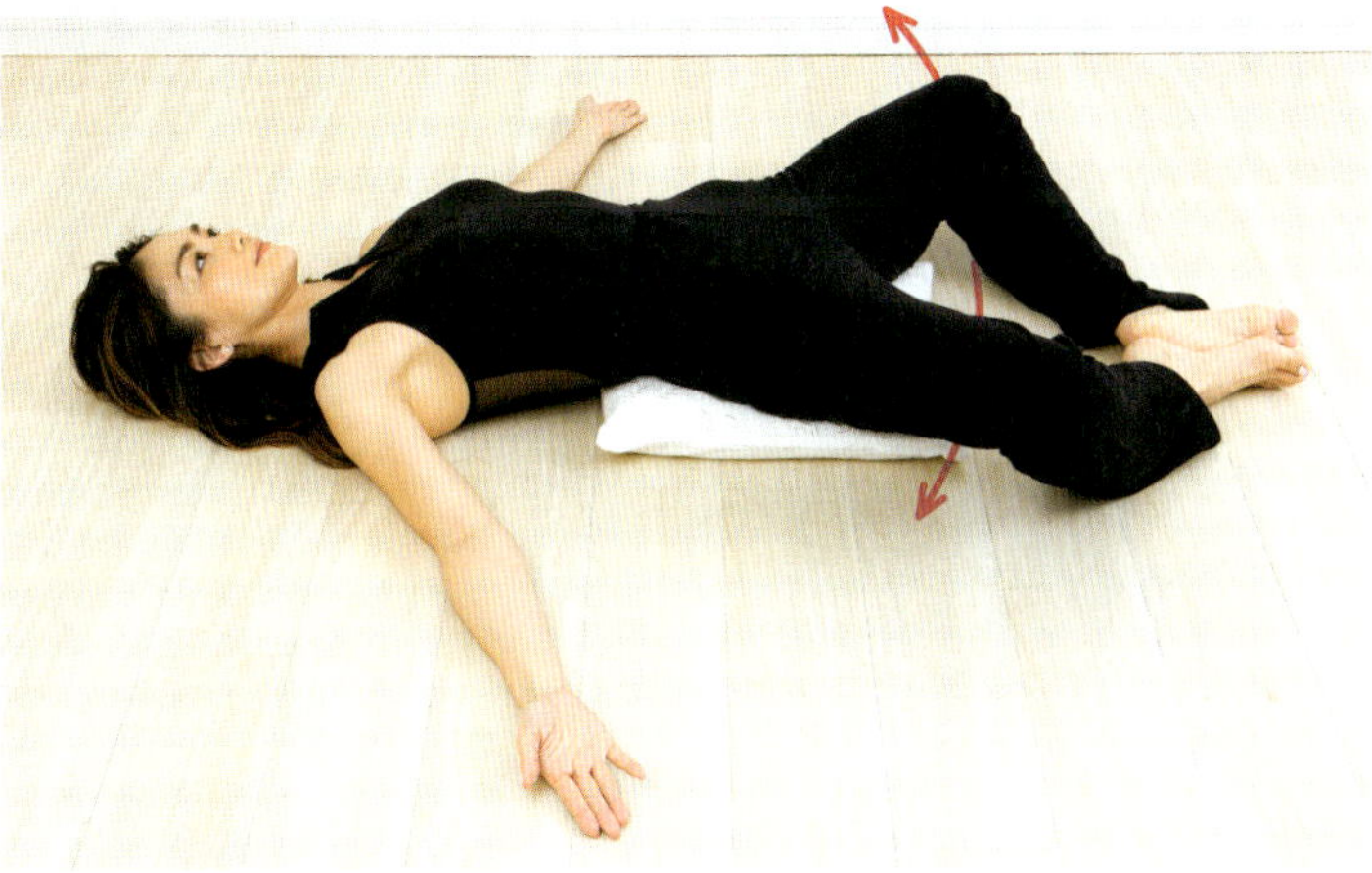

次に、両足裏を合わせ、両ひざを外側にカパッと開く。ひざが重力で下（床）のほうに落ちていくのを感じながら、そのまま「動かず」に、ゼロトレ呼吸を3回繰り返す（計30秒）。

注意点

腰の椎間板ヘルニアや股関節痛のある人は、医師に相談の上で行ってください。

ZERO TRAINING-05

「どこでも」バージョン

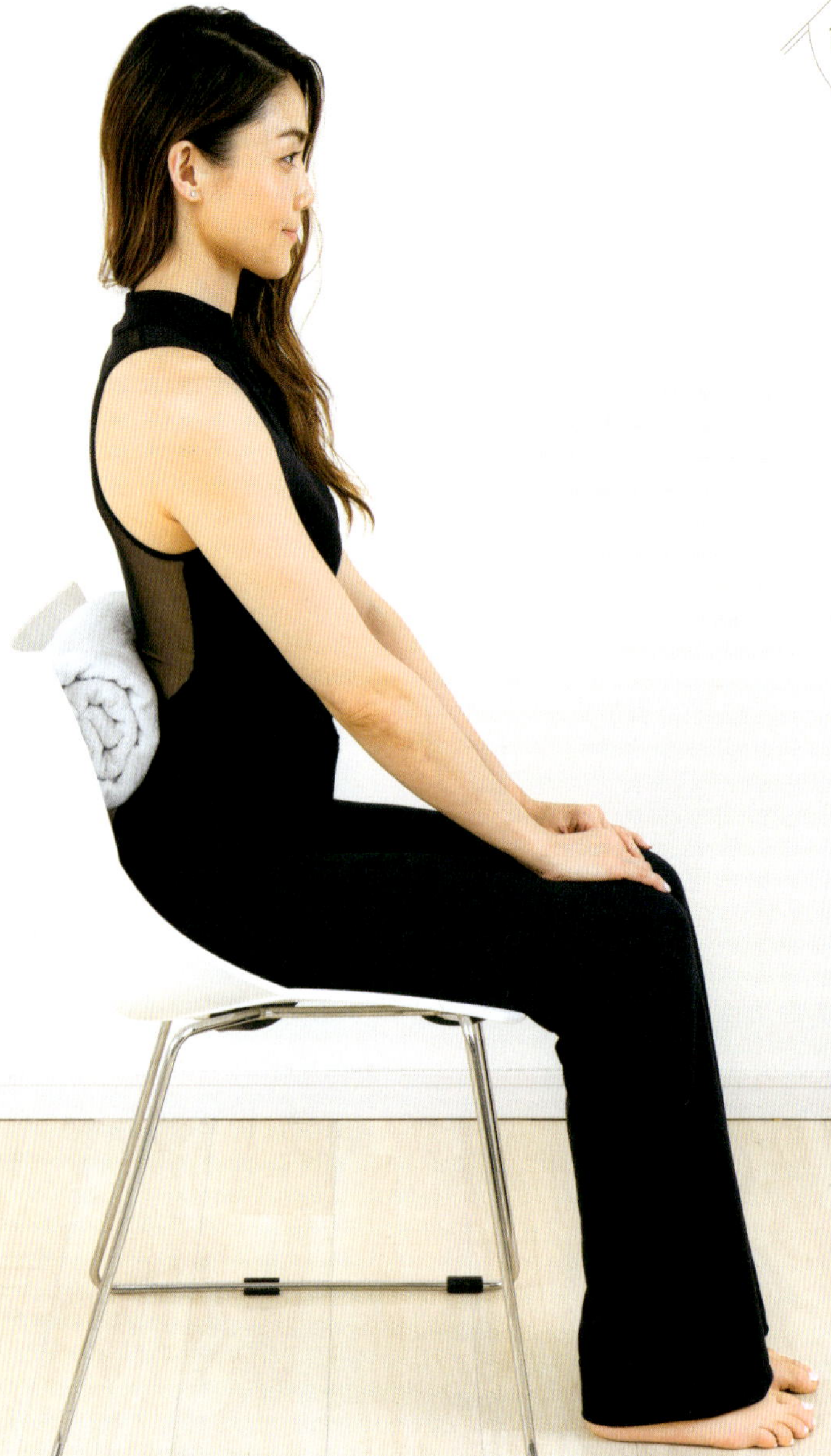

30秒

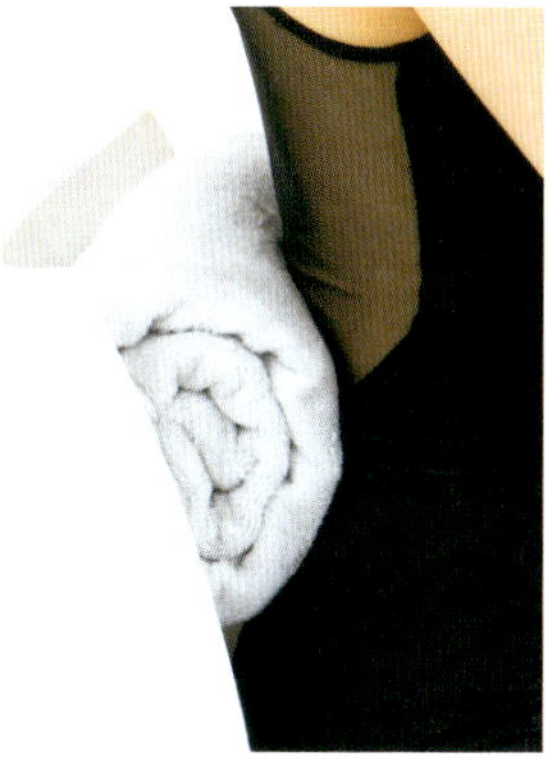

バスタオルを縦3つ折りにしてくるくると巻き、イスの背もたれと腰の間に挟み、座る。腰が立つのを感じながら、そのまま「動かず」に、ゼロトレ呼吸を3回繰り返す(計30秒)。

注意点

腰の椎間板ヘルニアの人は、医師に相談の上で行ってください。

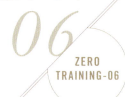

「閉じた股関節」を治すゼロトレ

――股関節は、肩関節と比べると可動域が狭い。その分、荷重に耐える重みと安定性があり、若い頃はケガをしにくい。しかし、長年の「縮み」がここに蓄積すると、歩行すら困難になるほどのダメージを受けてしまう。腰痛、ひざ痛の原因にもなる股関節の縮み。さて、その正体とは⁉

ゼロポジションで改善する症状

- 変形性股関節症
- ひざ痛
- 腰痛
- 転倒
- 関節リウマチ

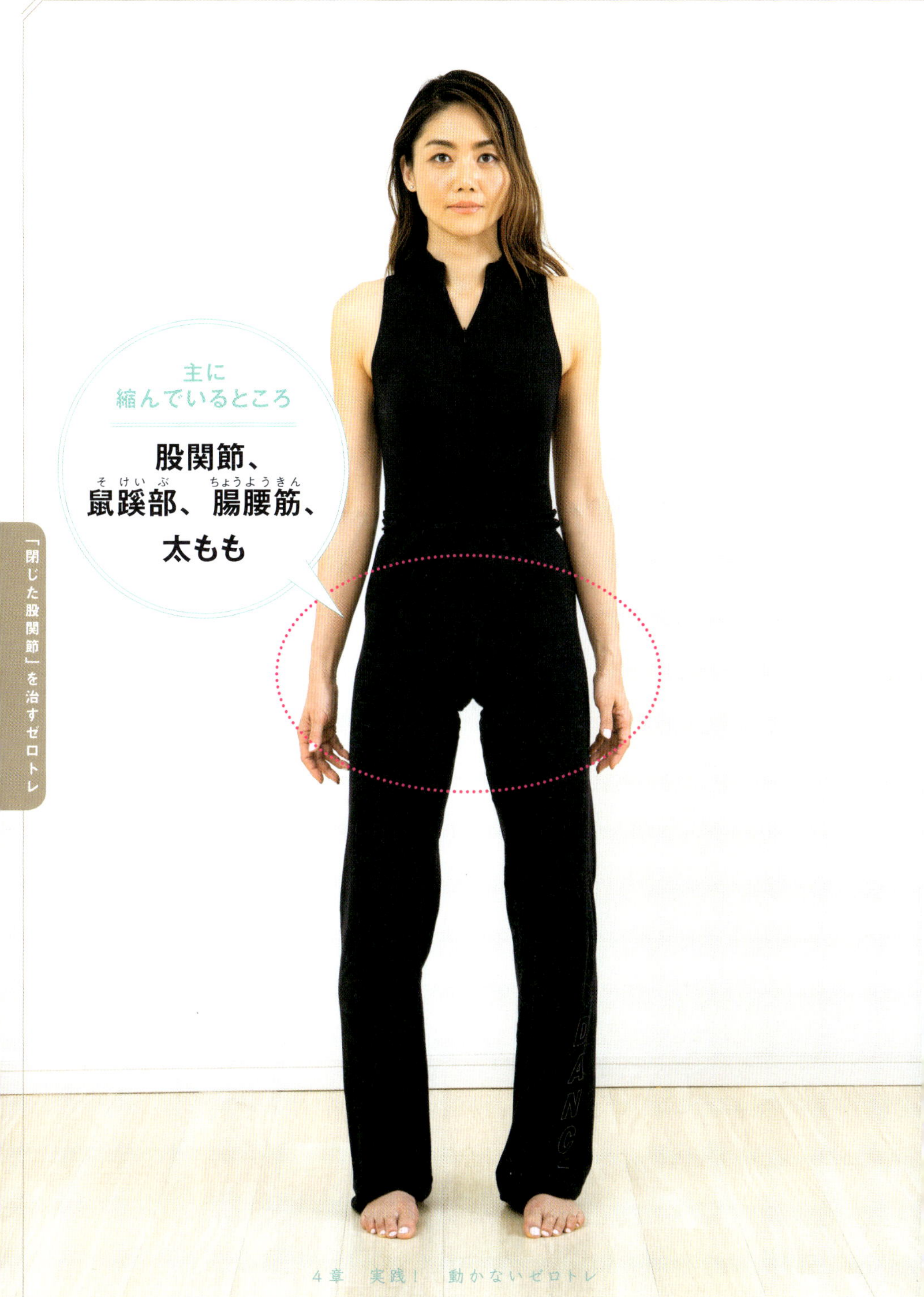
主に
縮んでいるところ
股関節、
鼠蹊部《そけいぶ》、腸腰筋《ちょうようきん》、
太もも

駅までの時間が半分になった⁉

長時間座ったあと立ち上がると、股関節の前側がガチッとロックされてしまって、お尻を突き出して歩くようなことがありますよね。座っている間に**鼠蹊部《そけいぶ》（左右の脚の付け根の少しくぼんだところ）が縮むことで、それに引っ張られるようにお腹（腸腰筋《ちょうようきん》など）が縮み、腰が曲がって、お尻が後ろに突き出されます。**

股関節が縮んで「閉じる」と、この状態が日常化します。

股関節は、肩関節などと比べると、もともと可動域の狭い部位。それが内側に向かって閉じてきてしまうと、歩幅がどんどん狭くなってきて、やがては高齢者に多い「ちょこちょこ歩き」になります。こうなると、歩行が困難になることも。また、なんの障害物もない平《たい》らなところで転び、骨折し、寝たきりになってしまうこともあります。

以前、ある大学の先生に、股関節のゼロトレをお教えしたことがあります。60歳を超えてから「歩幅が極端に狭くなった」と嘆いていたその男性は、ゼロトレを機に歩幅が大きく改善し、私に向かって興奮気味にこう話してくださいました。

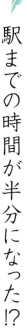

「いままで自宅から最寄り駅まで、歩いて20分かかっていたんですよ。でも、ゼロトレをはじめてから、10分で着くようになったんです。信じられますか!?」

これには、私もびっくりしました。ゼロトレによって、歩幅が広がり、さらに以前より颯爽《さっそう》と歩けることで気分が高揚し、歩く速度にも影響があったのだと思います。これによって、転倒を防止できることはもちろん、基礎代謝が上がり、肥満を改善する効果もあるでしょう。

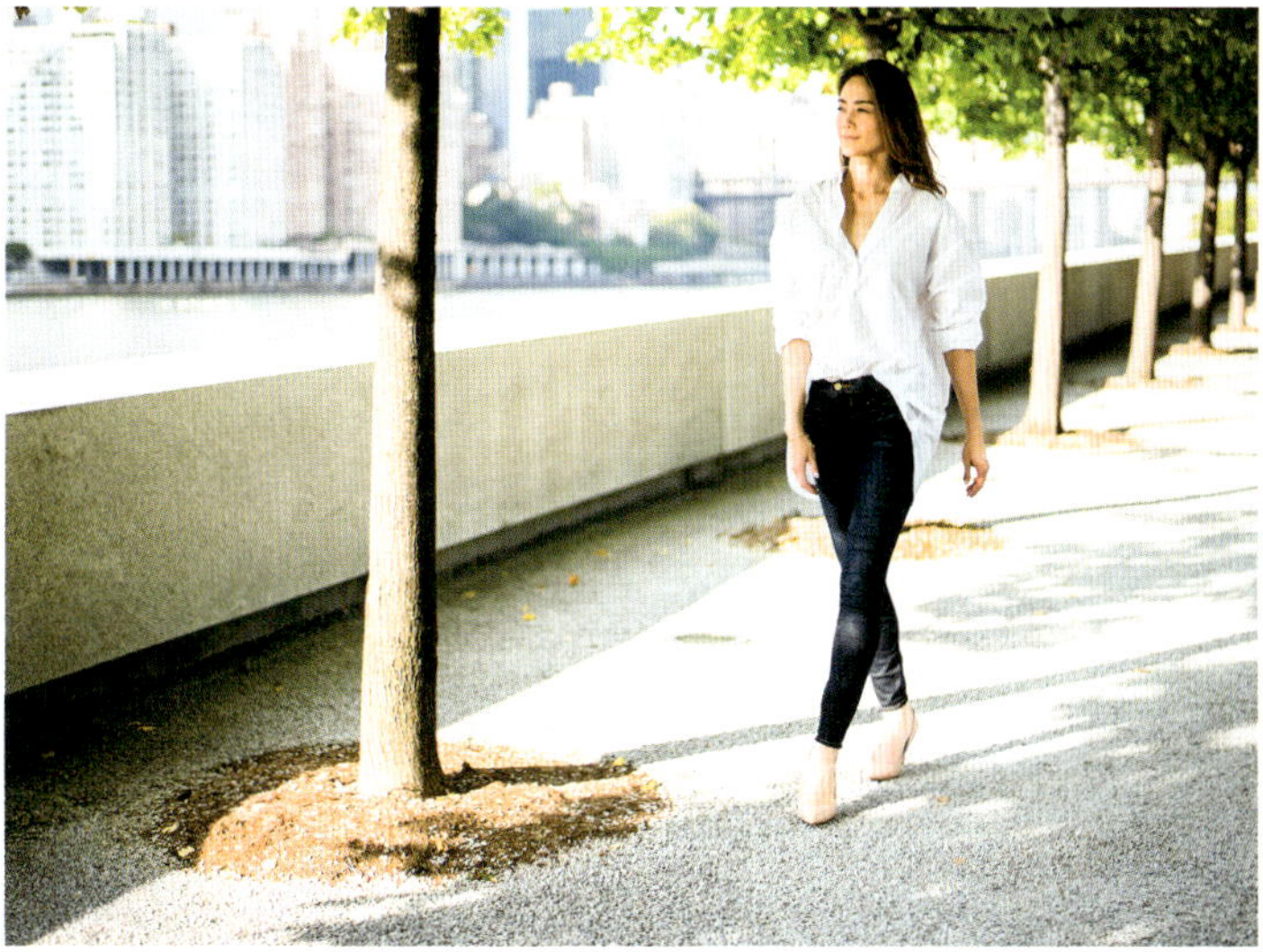

また、**股関節が縮むと、ひざへの負荷がどんどん大きくなり、「ひざ痛」を引き起こします。**

あるテレビ番組でご一緒したタレントさんは、ひざ痛に悩まされていました。歩くだけでもひざがジンジンするのに、お子さんが小さいため抱っこをしなければならず、その度にひざが悲鳴をあげるのだそうです。

股関節の縮みを改善するゼロトレを行ったところ、彼女は立ち上がってひと言——「わっ！　こんなにひざに違和感がないのは、いつ以来だろう!!」。

ひざ痛の原因が、〝ひざ〟にあるとは限りません。股関節の縮みを改善することで、ひざ痛が緩和することはよくあります。多くの医師から「老化現象」と片づけられてしまう**「変形性ひざ関節症」**も、股関節の縮みを改善して、体に負担の少ない姿勢を手に入れることで、痛みが劇的に緩和するケースがあります。

このほか、ゼロトレは「腰痛」にも効果を発揮。鼠蹊部《そけいぶ》を伸ばすことで、お腹、太ももなども伸びていくので、腰への負担が減り、痛みが改善するのです。

小尻までゲット！

ゼロトレの効果は、健康面ばかりではありません。体形をも劇的に変化させます。

特に「お尻」周り。鼠蹊部が縮むということは、股関節の「前側」が、内側に閉じていくということです。すると何が起こるのか!?「後ろ側」が開いていくのです。つまり、**お尻が「広がる」**ということ。

「お尻が大きくなった……」という悩みをよく聞きますが、意外に多いのが「お尻が四角くなってきた……」という悩みです。これらの原因は、股関節の前側が閉じてしまったことにほかなりません。逆に、**前側を伸ばして開いていけば、お尻側は閉じていく。こうして、「小尻」になるのです。**

さて、歩幅が広がり、痛みが改善し、小尻効果まである「閉じた股関節」を治すゼロトレ。ここでのポイントは「壁」を使うこと。これによって、重力を上手に利用しながら股関節を気持ちよく伸ばすことができます。

モノがいっぱいで、自宅の壁に空いているスペースがないわ、という方。これを機会に、ちょっぴりお片づけをしてみてはいかがでしょうか（笑）。

ZERO TRAINING-06

「寝ながら」バージョン

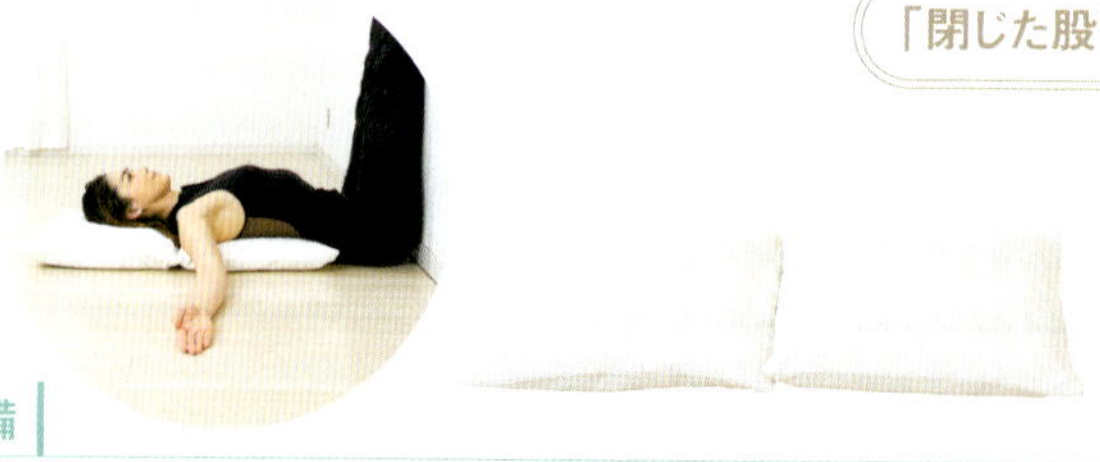

準備

壁から20センチほど離した場所にクッションを２つ並べる

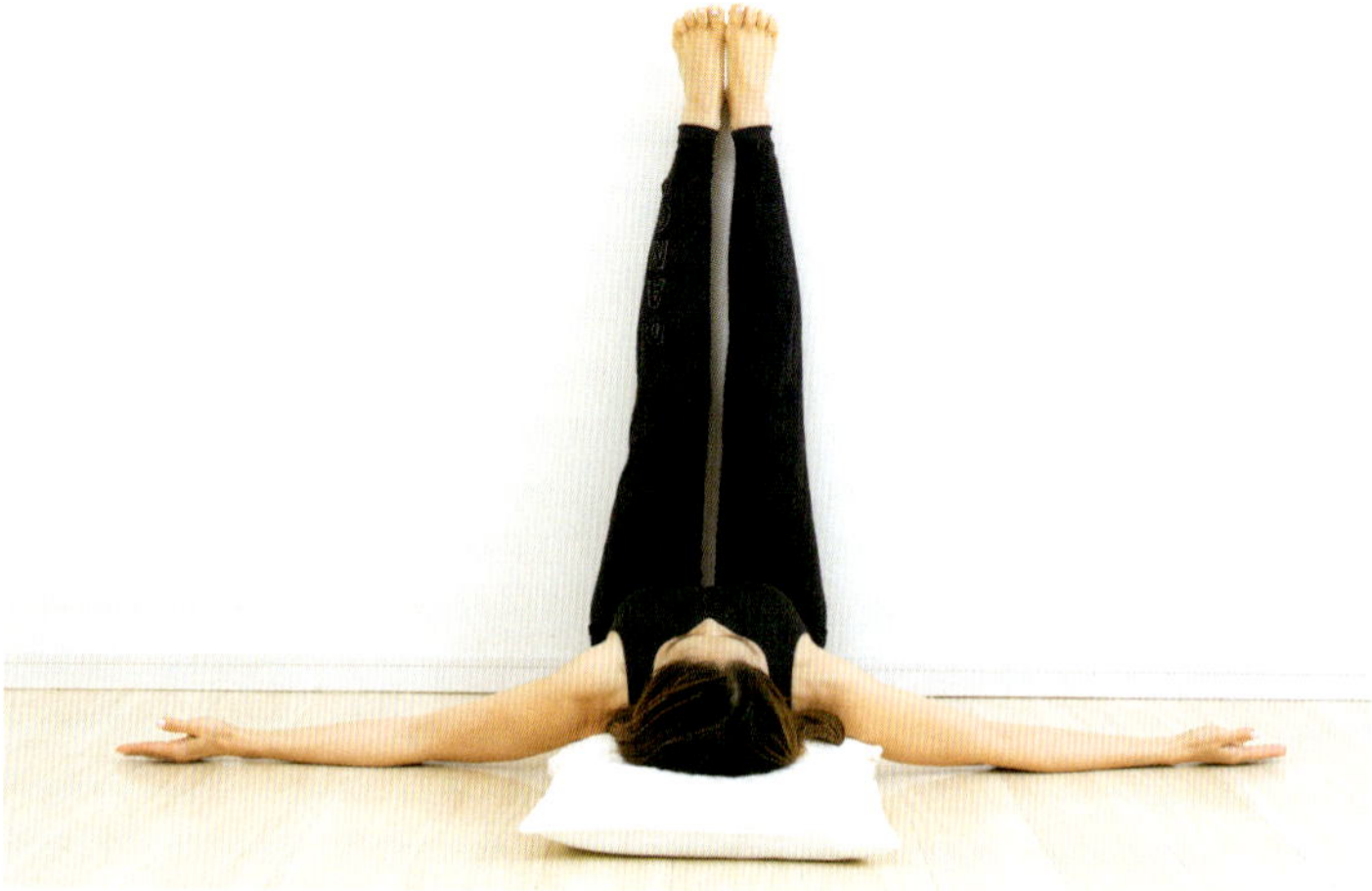

30秒

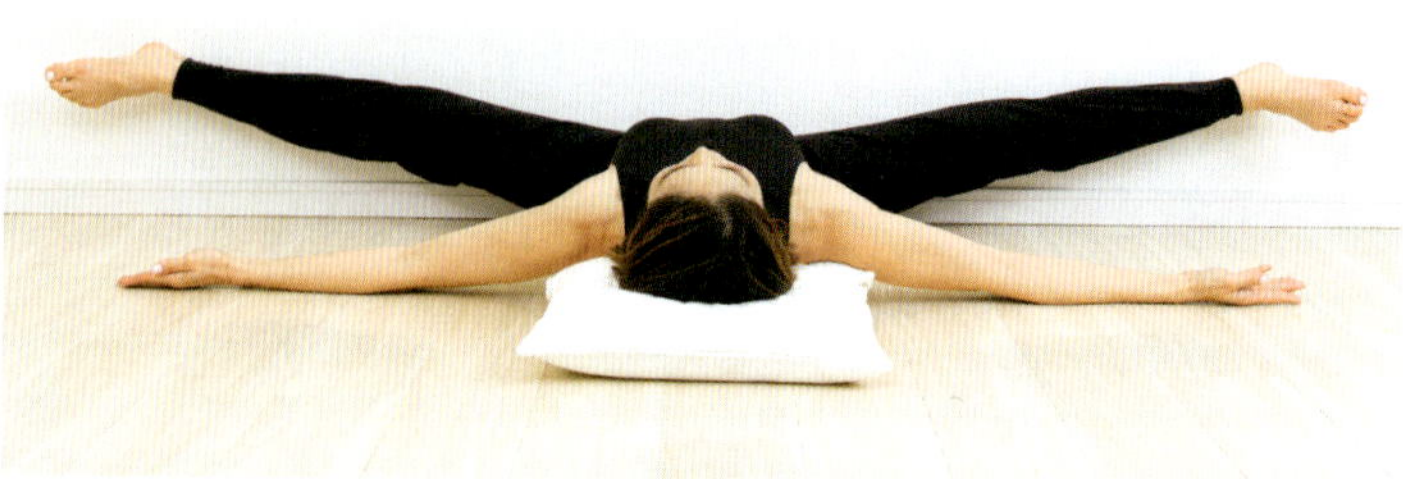

クッションと壁の間にお尻を入れて、仰向けになり、両脚を壁につけて立てる。そこから両脚をゆっくりと重力に任せながら開いていく。開き切ったら、そのまま「動かず」に、ゼロトレ呼吸を3回繰り返す（計30秒）。

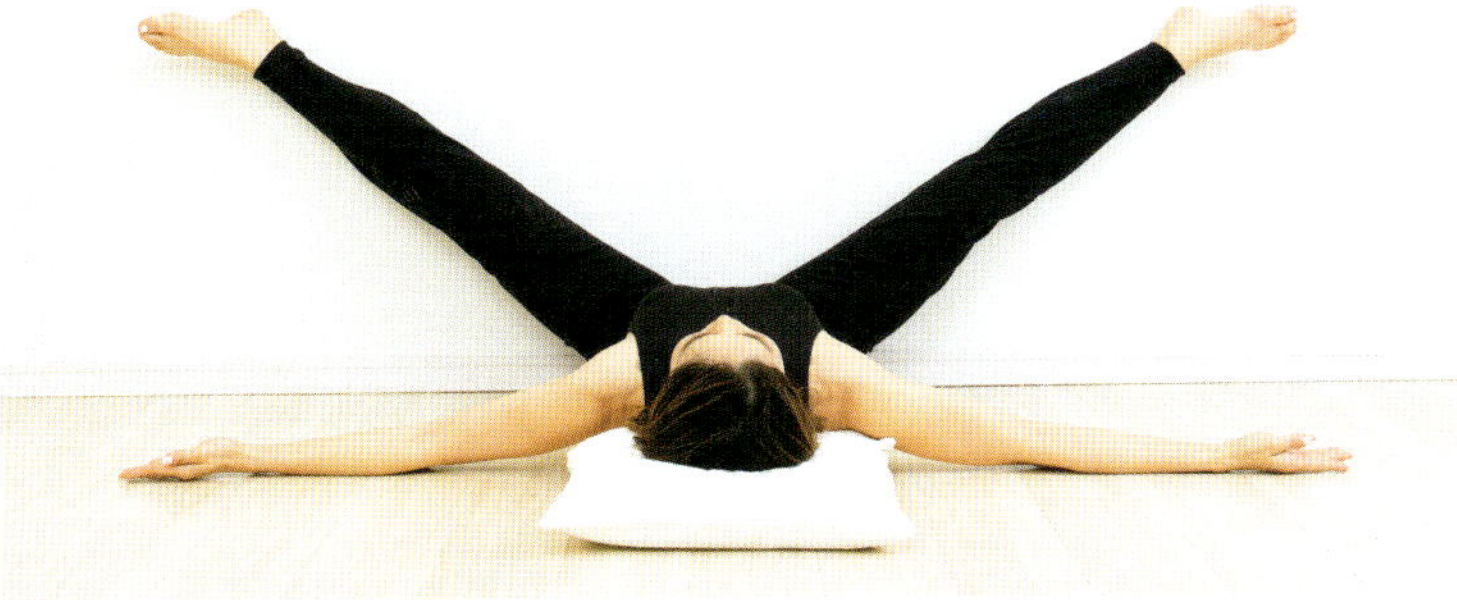

決して無理をせず、開くところまででOK。

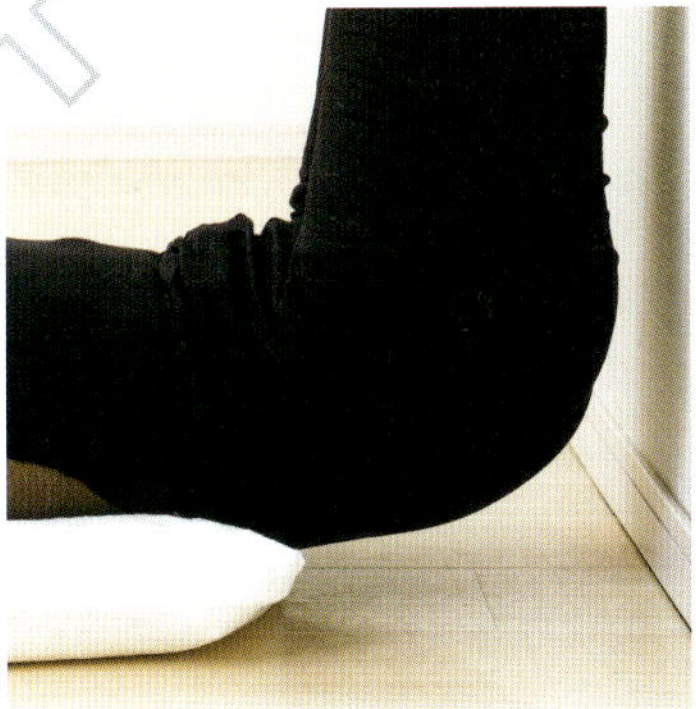

お尻を浮かせてしまうと腰が丸まったままのため、効果が激減してしまう。

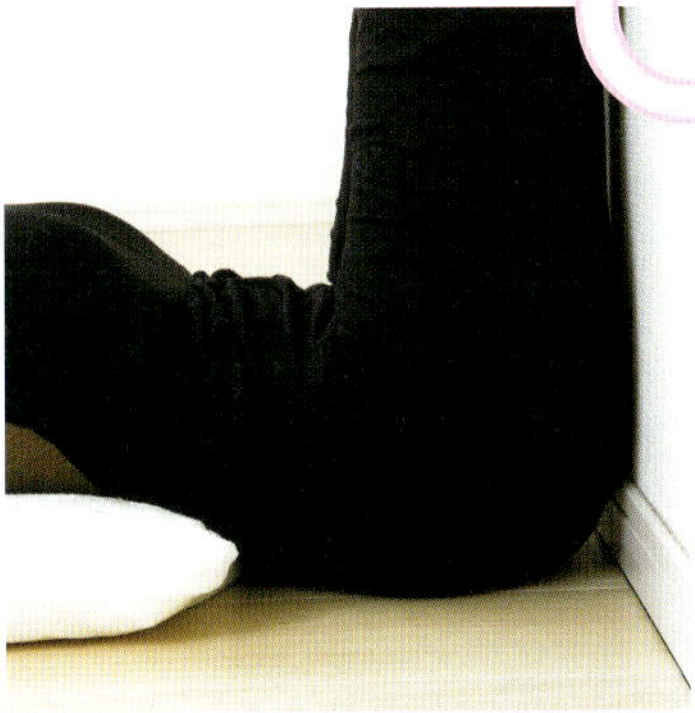

背中をクッションの上に、お尻を床に落とすことで、お尻が沈み、「腰が立つ」。これによって、股関節が開きやすくなる。

注意点

腰の椎間板ヘルニアや股関節痛のある人は、医師に相談の上で行ってください。

「どこでも」バージョン

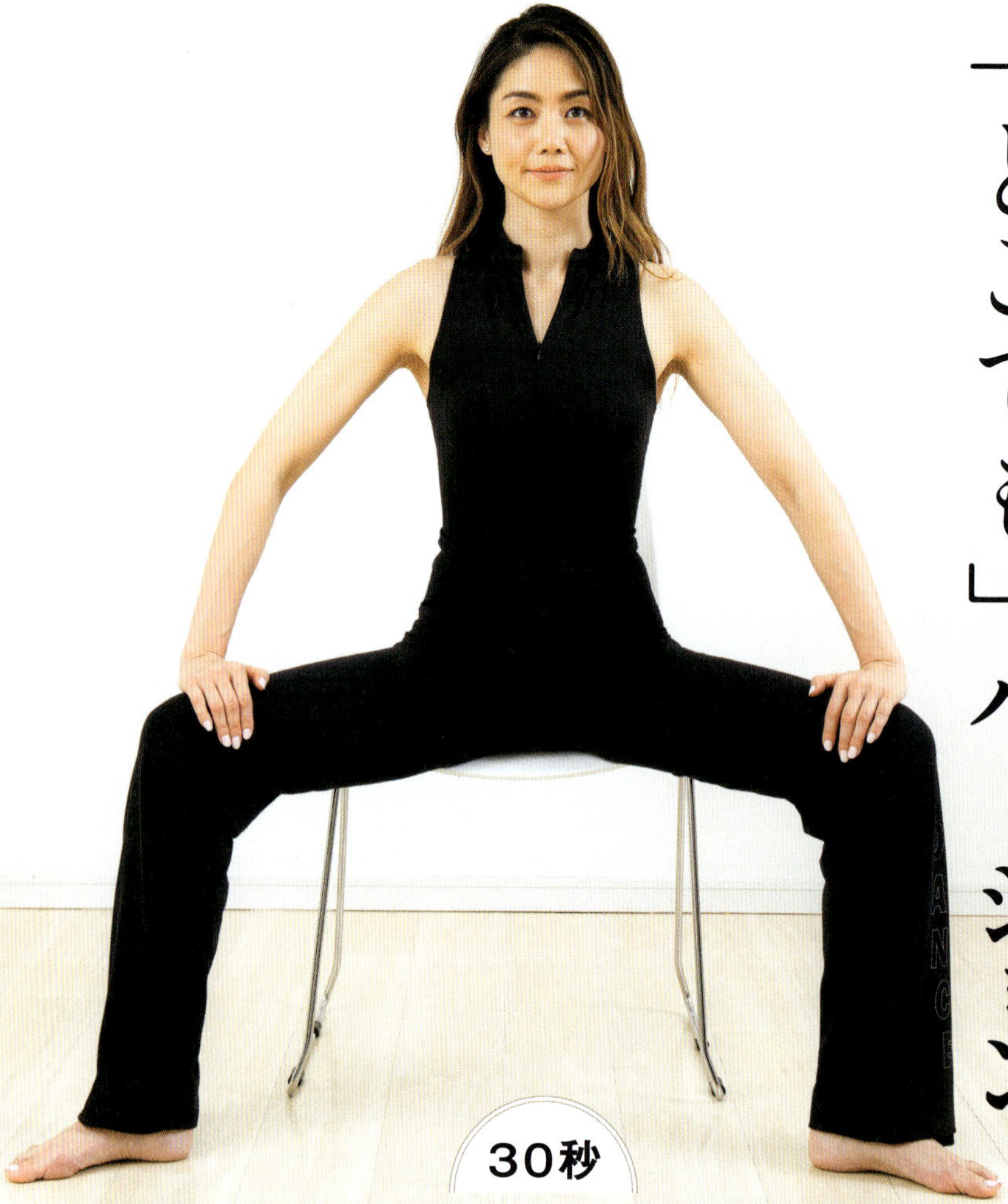

30秒

イスに浅く腰掛け、両手をそれぞれのひざの上におき、股関節を開く。腰を立たせ、内ももの伸びを感じながら、そのまま「動かず」にゼロトレ呼吸を3回繰り返す（計30秒）。

30秒

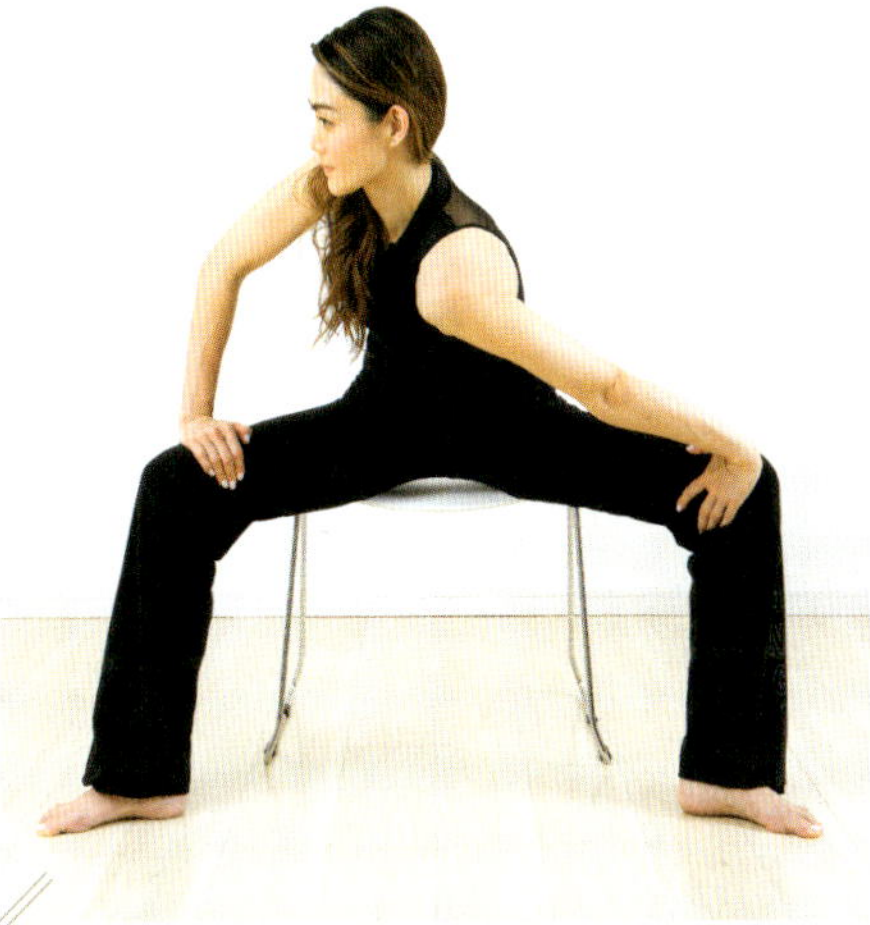

30秒

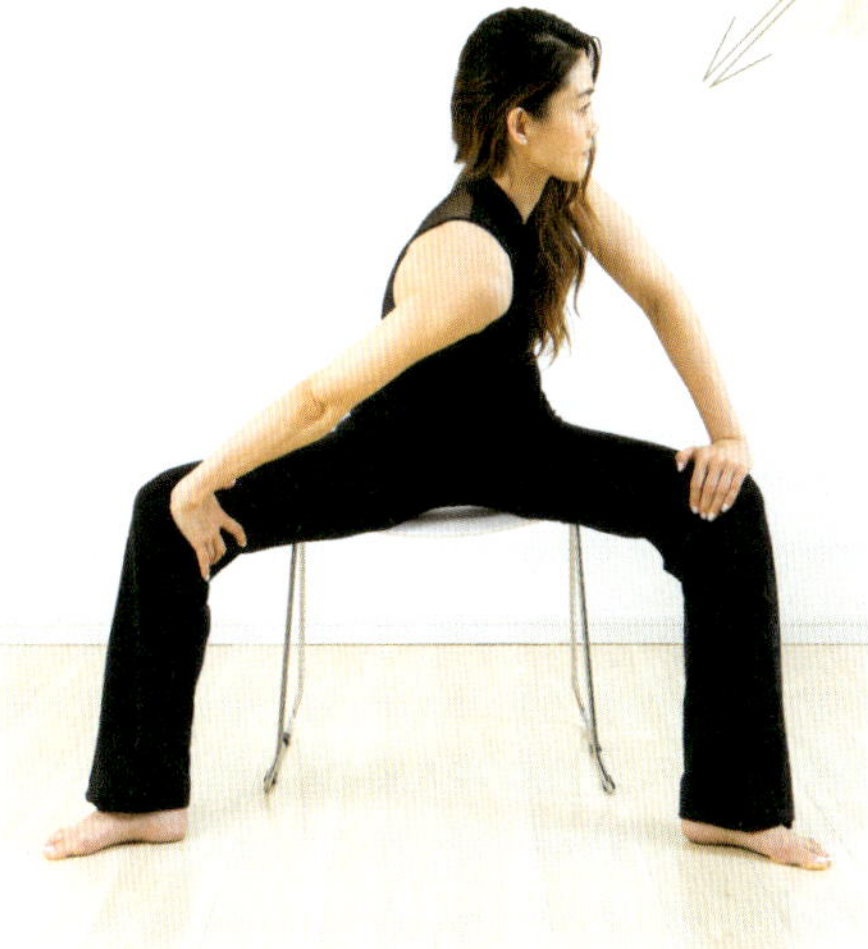

次に、上半身を右にねじって、「動かず」に、ゼロトレ呼吸を3回繰り返す（計30秒）。反対側も同様に。

注意点

腰の椎間板ヘルニアや股関節痛のある人は、医師に相談の上で行ってください。

「曲がりひざ」を治すゼロトレ

――立つ、歩く、走る、座る、ジャンプする、階段を上る……。これら日常動作のとき、重要な役割をするのが「ひざ」。ひざを自在に曲げ伸ばしできなければ、生活もままならない。階段の上り下りをするとき、「イタタタ……」とならないためには、どうすればいいのか。

ゼロポジションで改善する症状

- 変形性ひざ関節症
- ひざ痛
- 腰痛
- 転倒
- 関節リウマチ

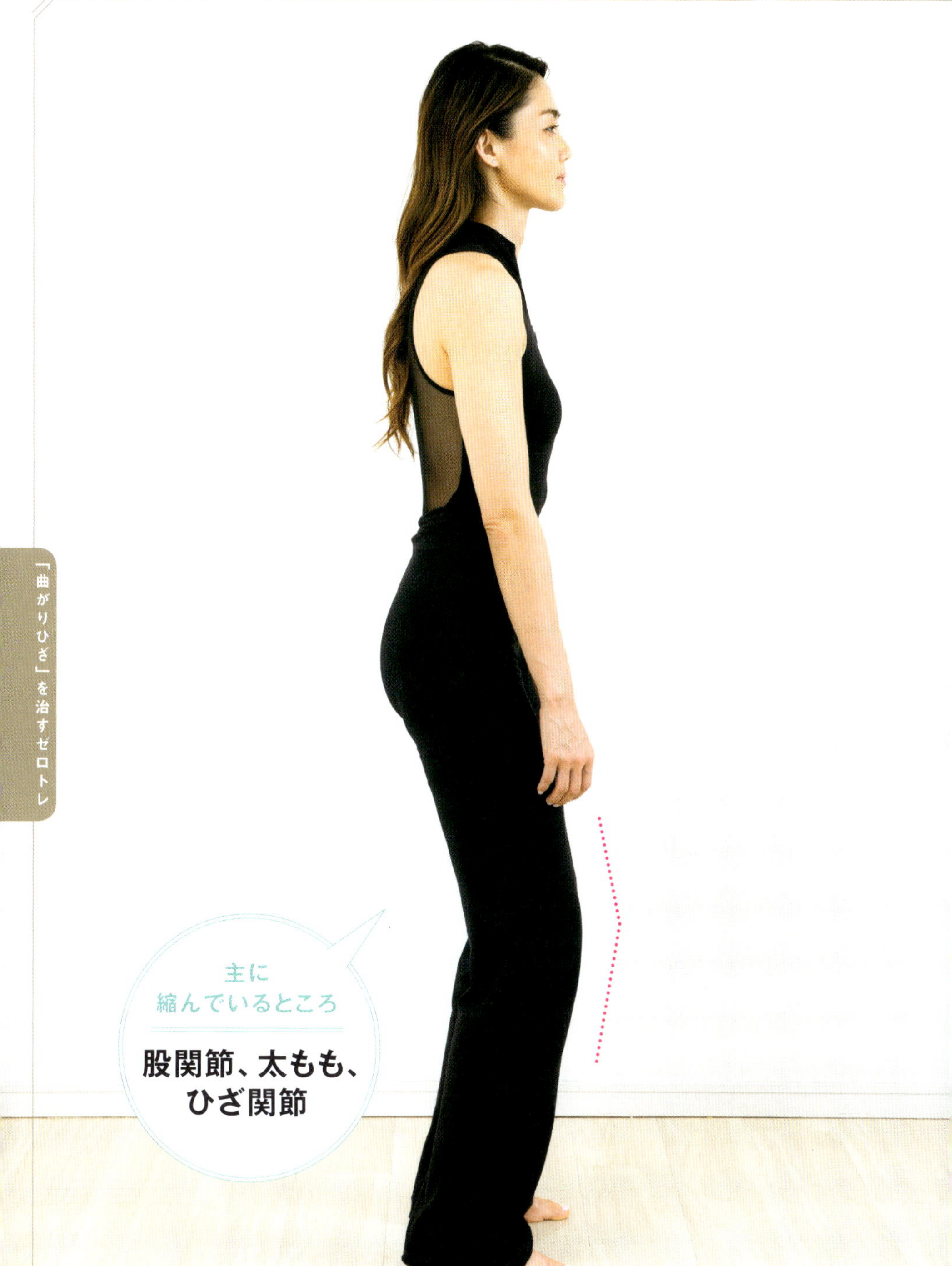
主に
縮んでいるところ
股関節、太もも、
ひざ関節

老けて見えるのは「ひざ」のせい!?

ひざは、体の中で、もっとも負担のかかる関節のひとつです。立つ、歩く、走る、階段を上り下りする。これらの際の「衝撃」をもっとも受けるのがひざ。負荷が大きく、可動域が広く、すぐに故障しやすい部位です。

一方で、**ひざは、体の状態を自分に教えてくれる「シグナル（信号）」でもあります。**

体重が増えたかも……。疲れがたまっているかも……。筋力が衰えてきたかも……。

そんなとき、ひざは、「痛む」「ジンジンする」ことで、シグナルを出してきます。

ひざの声に耳を傾けることで、自らの体の状態を知ることができるわけです。

ひざを軽くするためには、その「向き」を治すことです。ひざ痛で悩む人の多くは、**「ひざ」と「つま先」が、同じ方向を向いていません。**つま先は正面を向いていて、ひざが外側を向いています。こうなると、足首からひざにかけて、**「ねじり」**が生じ、痛みます。このようないわゆる「ガニ股」の状態になると、太ももの「外側」の筋肉ばかりが発達し、「内側」の筋肉は衰えていきます。こうしてさらにガニ股になり、

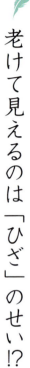

ひざへの負担が大きくなっていきます。このとき、ひざ裏は真後ろを向くのではなく、内側を向いているはずです。

ヨガには、ひざを曲げる様々なポーズがありますが、インストラクターはいかなるポーズのときも**「ひざとつま先の向きをそろえる」**ように指導をします。これを心がけることで、太ももの外側、内側に均整のとれた筋肉がつき、ひざ裏が真後ろを向くような、負担の少ない姿勢が手に入るわけです。

ゼロトレの体験会を行うと、ひざがスーッと伸びる高齢の方々が続出します。わずか90分ほどの体験会ですが、はじまる前は、ひざが曲がり、ひざ裏が内側を向いていた方のひざがみるみる伸び、ひざ裏も真後ろを向いていきます。

こうなるとスタイルがよく見え、何より、若々しくなります。この様子を見るたびに、老けて見える大きな原因は「曲がったひざ」なのだと感じます。これがスッと伸びるだけで、何歳も若返ったように見えるのですから。

ここでご紹介する「曲がりひざを治すゼロトレ」は、股関節と同じく、「壁」を使いますので、この2つを連続して行うとやりやすいでしょう。ぜひ、若さを取り戻して。

ZERO TRAINING-07

「寝ながら」バージョン

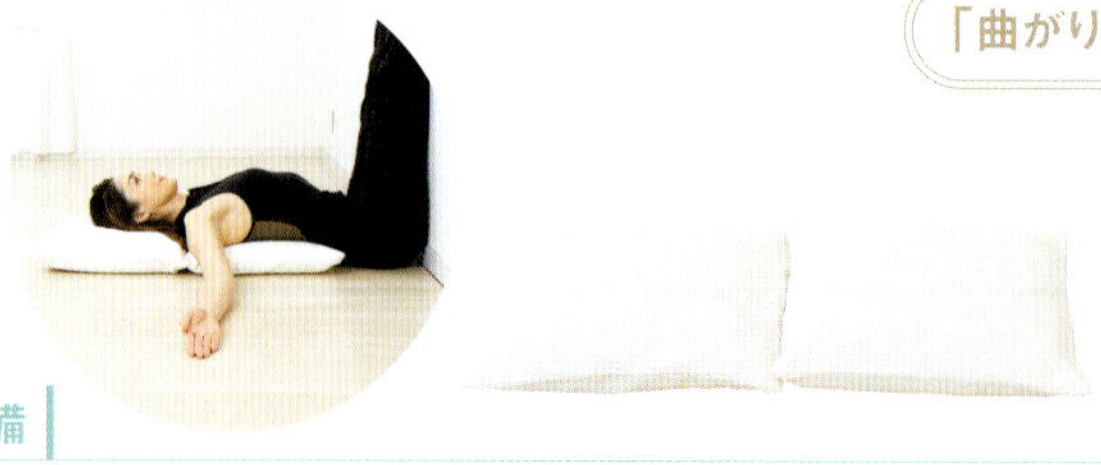

準備

壁から20センチほど離した場所にクッションを２つ並べる

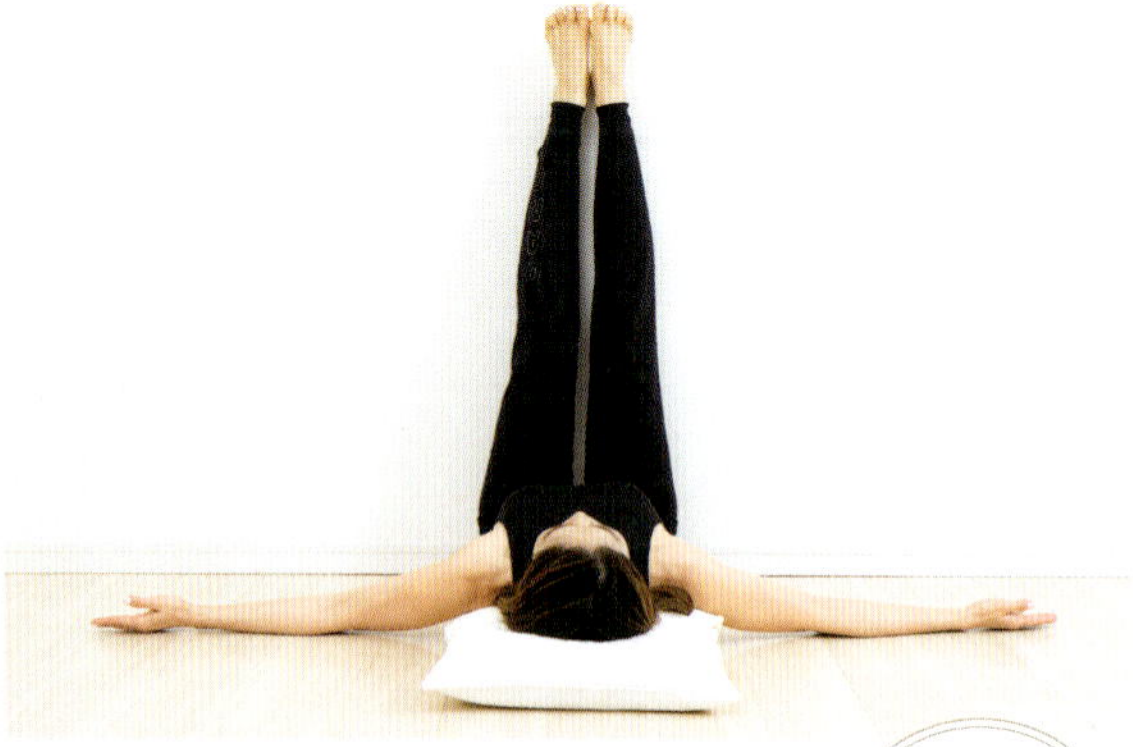

30秒

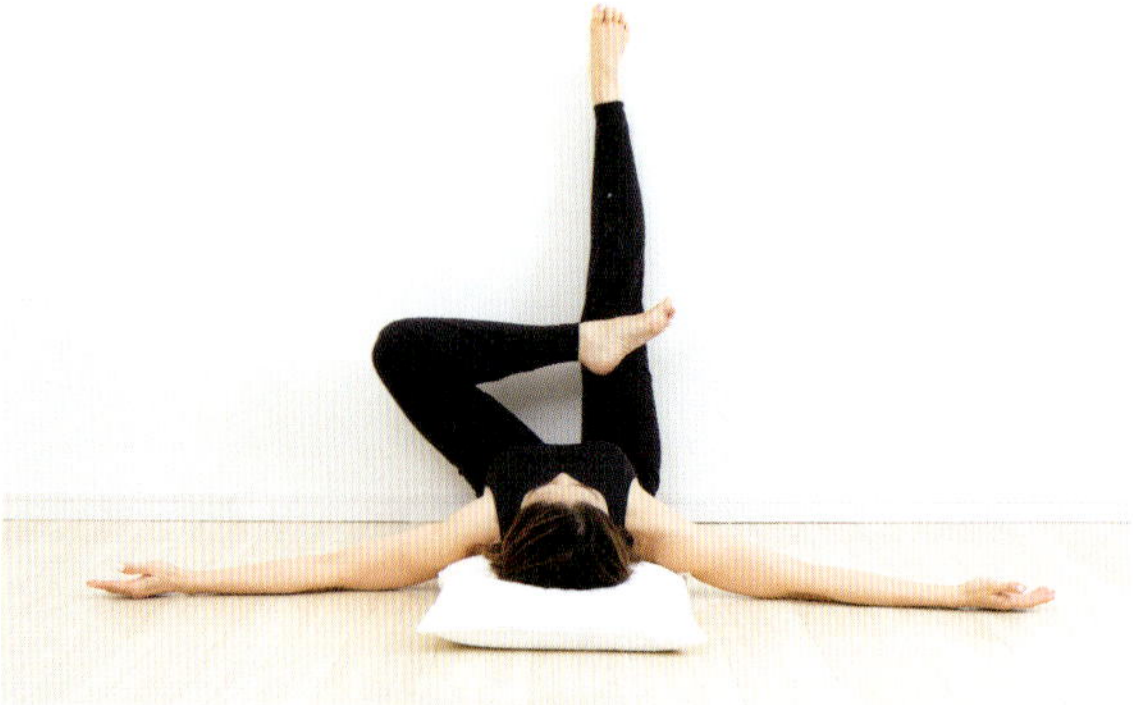

クッションと壁の間にお尻を入れて、仰向けになり、両脚を壁につけて立てる。そこから左脚を曲げて、左足を右ひざにかけ、「4の字」をつくる。左足で右ひざを押し、そのまま「動かず」にゼロトレ呼吸を3回繰り返す（計30秒）。反対側も同様に行う。

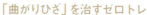

効果を上げたい！

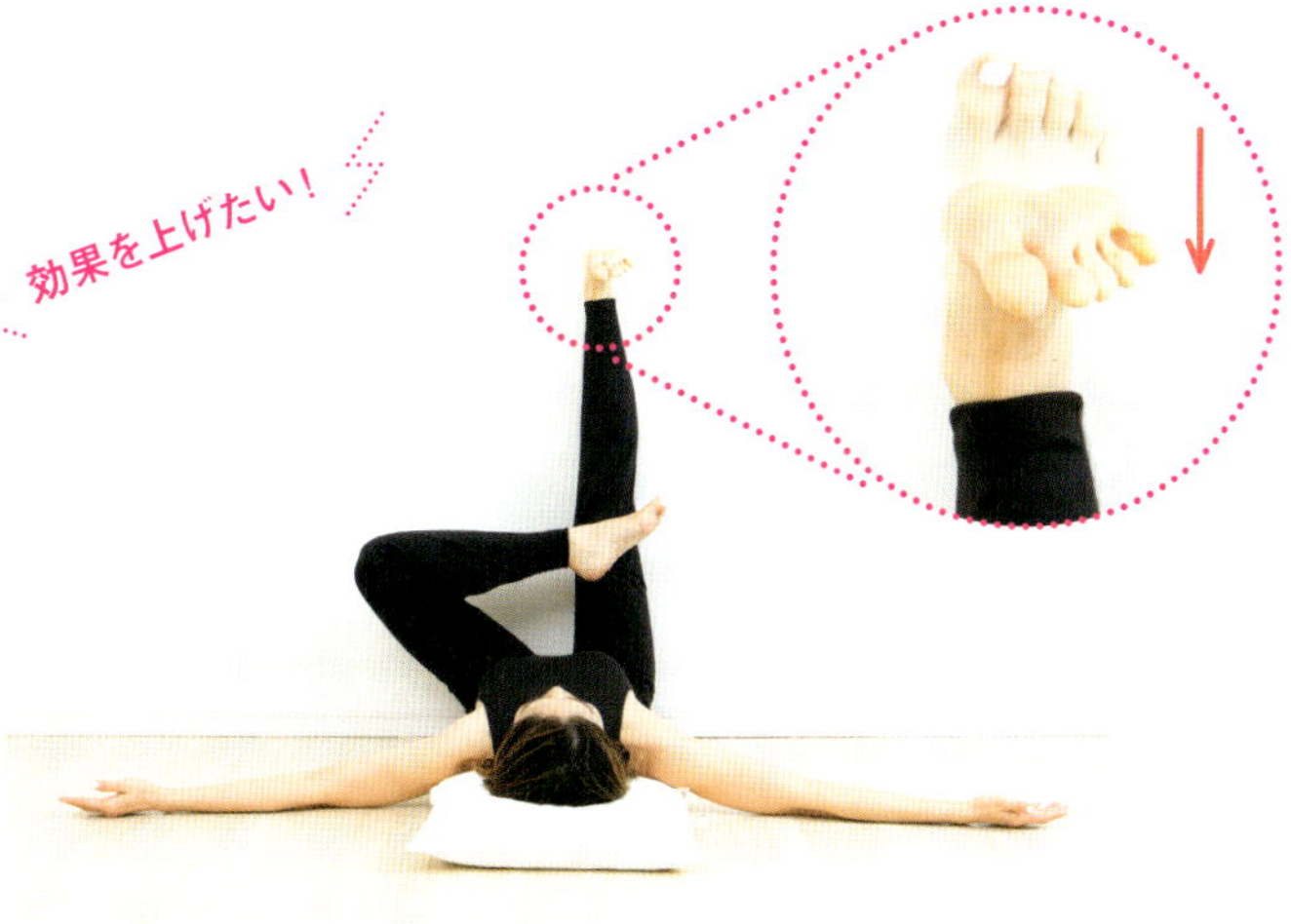

伸ばしているほうの脚の「つま先」を下に向けると、
より負荷をかけられる。

×

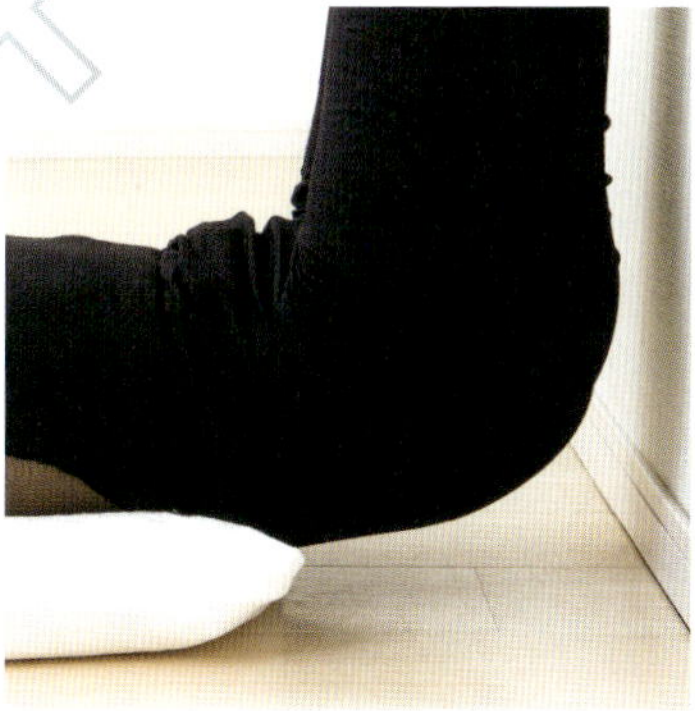

お尻を浮かせてしまうと腰が丸まったままのため、効果が激減してしまう。

○

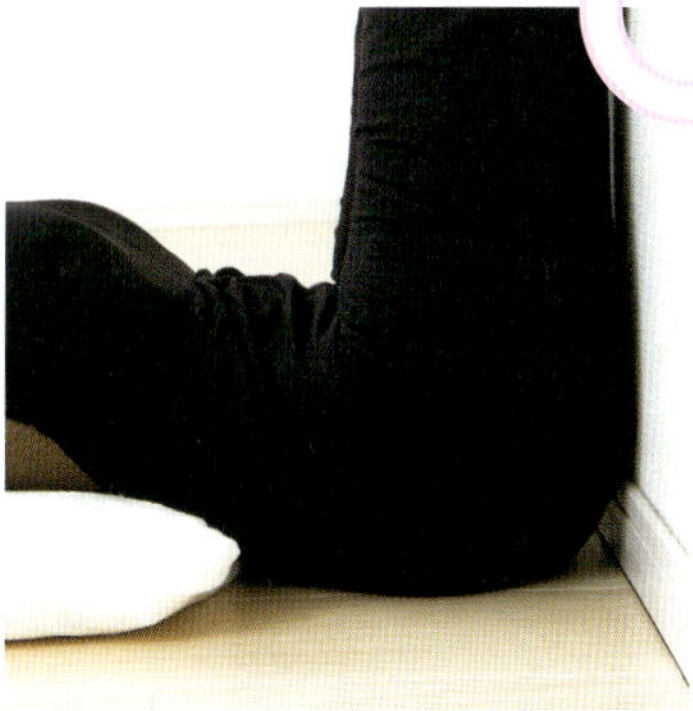

背中をクッションの上に、お尻を床に落とすことで、お尻が沈み、「腰が立つ」。これによって、ひざ関節が伸びやすくなる。

注意点

ひざの関節炎、股関節痛のある人は、医師に相談の上で行ってください。

ZERO TRAINING-07

「どこでも」バージョン

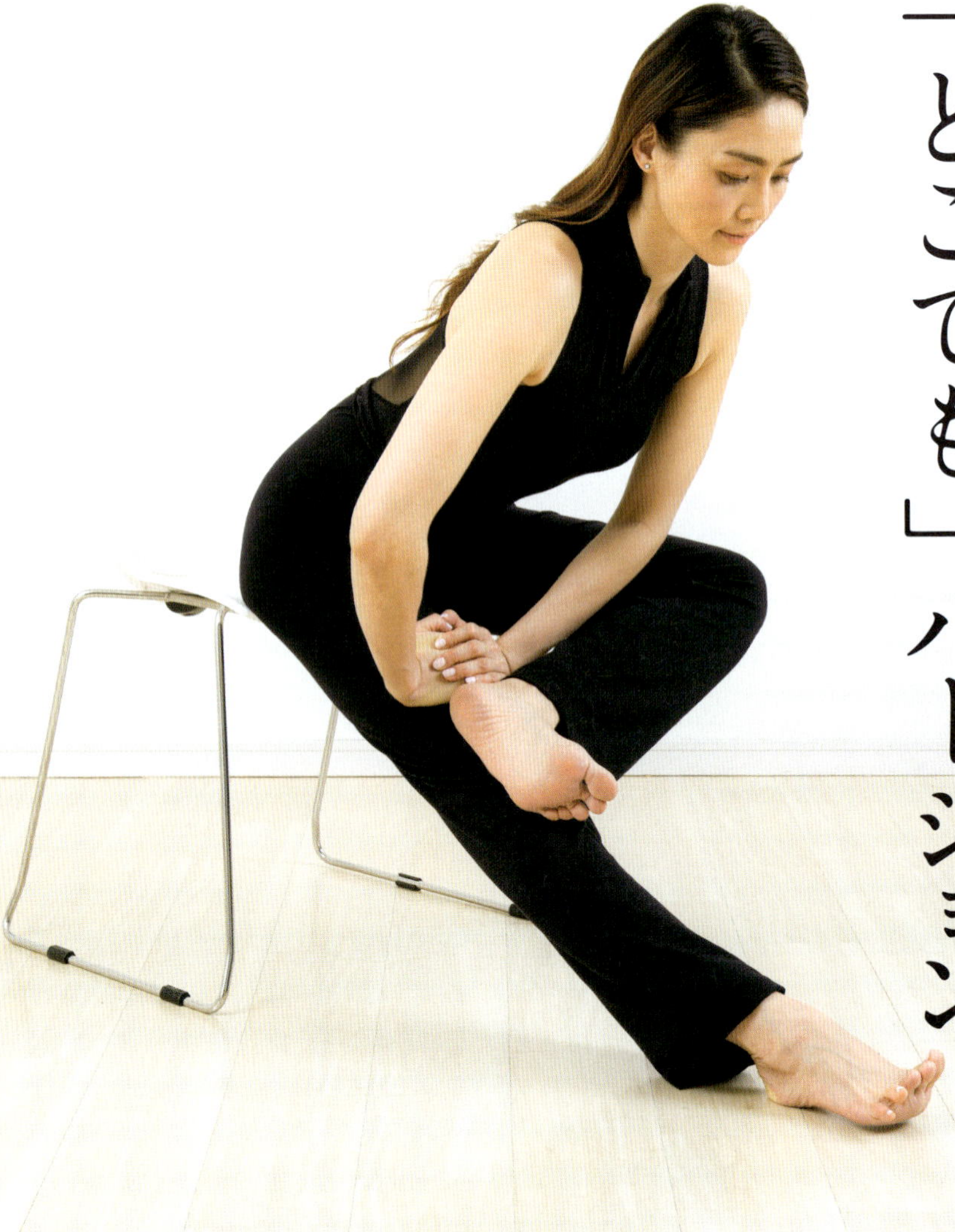

30秒

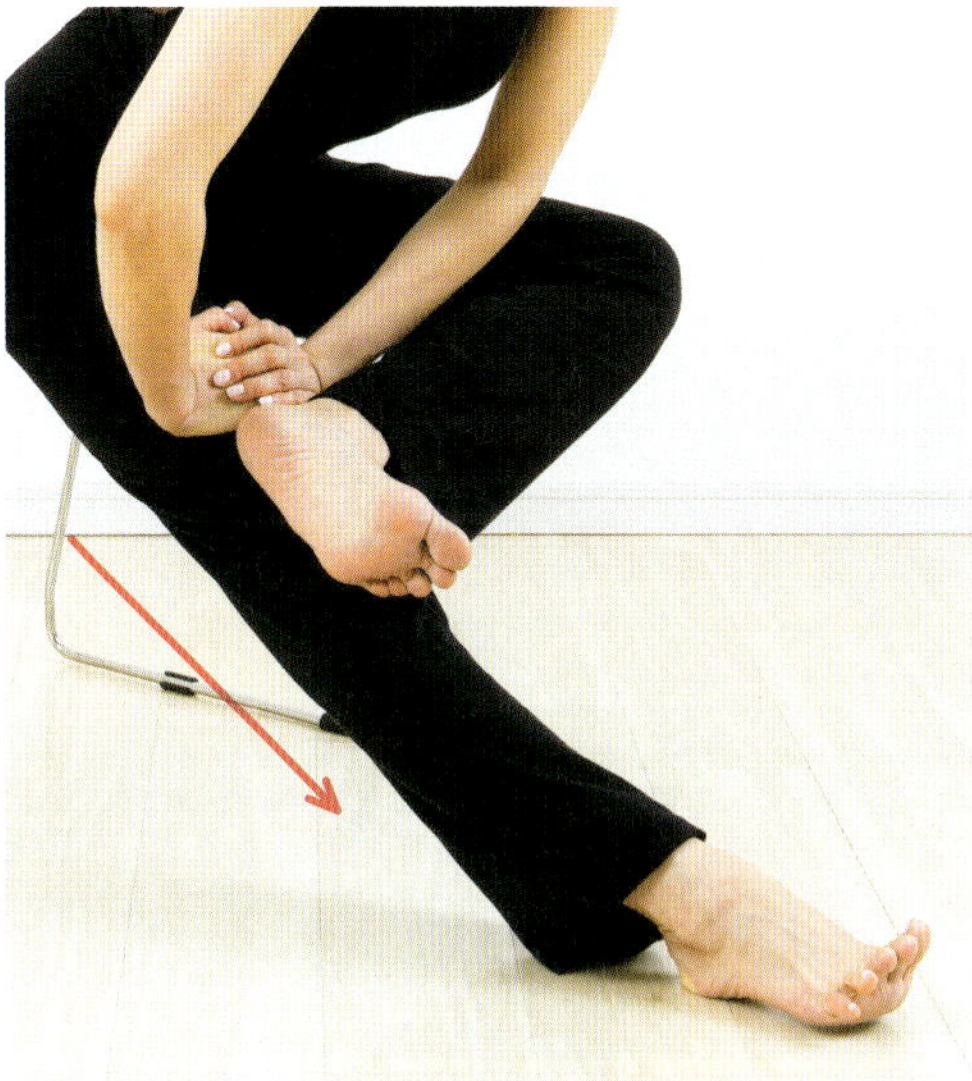

イスに浅く腰掛け、「4の字」をつくるように左足を右ひざの上にのせる。両手で右太ももを押し、ひざ裏の伸びを感じながら、そのまま「動かず」にゼロトレ呼吸を3回繰り返す(計30秒)。反対側も同様に行う。

注意点

ひざの関節炎、股関節痛のある人は、医師に相談の上で行ってください。

08

ZERO TRAINING-08

「山型の足」を治すゼロトレ

――立ったり、歩いたりしているとき、地面と接する唯一の部位――それが「足」。体全体を支えるとても大切な部位なのに、普段はあまり意識をされない。でも、長い人生を最後まで自分の脚で歩くためには、足裏や足指の柔軟性がカギを握るとしたら!?

ゼロポジションで改善する症状

- ひざ痛
- 腰痛
- 股関節炎
- 外反母趾
- 転倒（歩きはじめや、立ち上がりによく起こる）
- 骨盤の歪み
- 肩こり・首こり
- むくみ・冷え

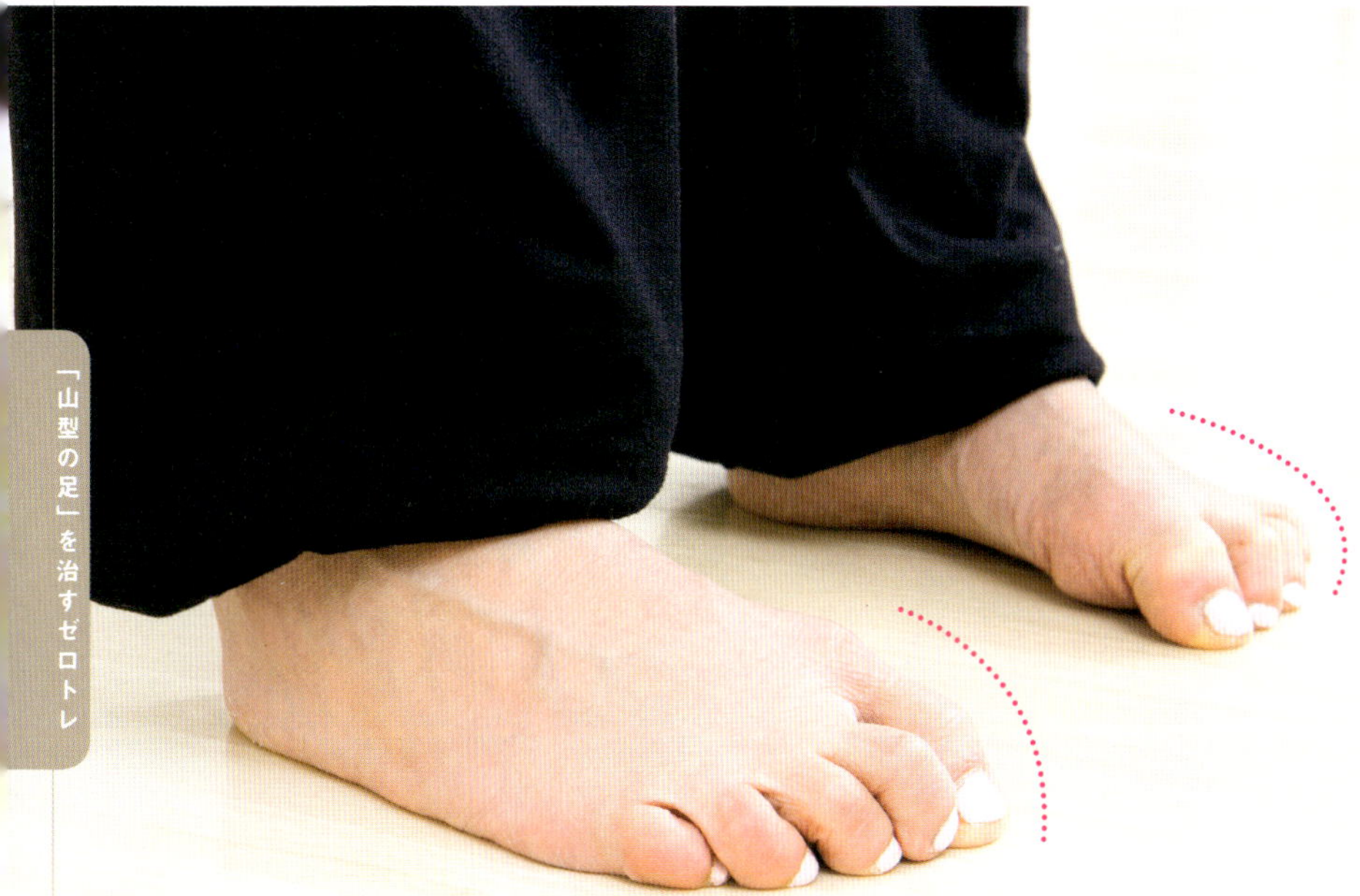

主に
縮んでいるところ

**足裏、足指、
ふくらはぎ、
くるぶし**

もしも、建物が揺れなかったら!?

本書の最後に登場する部位が「足」。ここは全体重を支える大切なところです。多くの人の足指は、山型に縮み、そのままかたまってしまっています。**靴を履いている時間が長いと、靴の中で窮屈《きゅうくつ》さを強いられるので縮んでしまうのです。**特に、ハイヒールを履くことの多い女性は、この傾向が顕著《けんちょ》です。

足にはそもそも、2つの大きな役割があります。

1、体全体を支える「土台」としての役割
2、衝撃を吸収する「緩衝材《かんしょうざい》」としての役割

1の「土台」。立っているときに、地面と唯一接するのは足裏です。ここで全体重を支えるわけですから、きちっと「踏ん張れる足」でないと、バランスを崩したり、転倒したりしてしまいます。足は、体に「安定性」をもたらす部位だと言えます。

2の「緩衝材」。歩く、走る、ジャンプする動作の際、足裏や足指がやわらかければ、地面と接するときの衝撃を緩和、吸収することができます。しかし、足裏や足指が縮んで柔軟性を失っていると、衝撃を緩和できず、体のあちこちにダメージを与えてしまいます。

また、**足裏や足指が縮むと、それに引っ張られるようにしてアキレス腱、ふくらはぎなども縮み、足首を中心にガチガチに「ロックされた状態」になってしまいます。**

どんな状態かをイメージするために、マンションの「免震構造《めんしんこうぞう》」を思い出してください。建物は、地震などの際にその衝撃を吸収できるよう、適度に**「揺れる」**ように設計をされています。このような構造にしないと、地震がきたときに衝撃を吸収できず、建物にヒビが入ったり、崩壊したりしてしまいます。

じつは、これと同じことが体でも起きます。足裏や足指が縮んで、足首を中心にロックされていると、歩いたり、走ったりしたときに衝撃を吸収できず、体を痛めてしまいます。突然腰痛に襲われたり、歩くたびにひざがジンジンしたり、ちょっと動くだけで首が痛くなったりする人は、足裏や足指が縮んでいる可能性があるわけです。

次にご紹介する「動かないゼロトレ」は、とても簡単です。しゃがんで両ひざをつき、足裏を伸ばすだけ。縮んでいる人ほど、最初は「イタタタ……」となるかもしれませんが、このゼロトレを行ったあとにあたりを歩いてみると、しばらく味わったことのない下半身の軽やかさを感じるはずですよ。

ZERO TRAINING-08

「どこでも」バージョン

準備

使用するクッションはひとつ

30秒

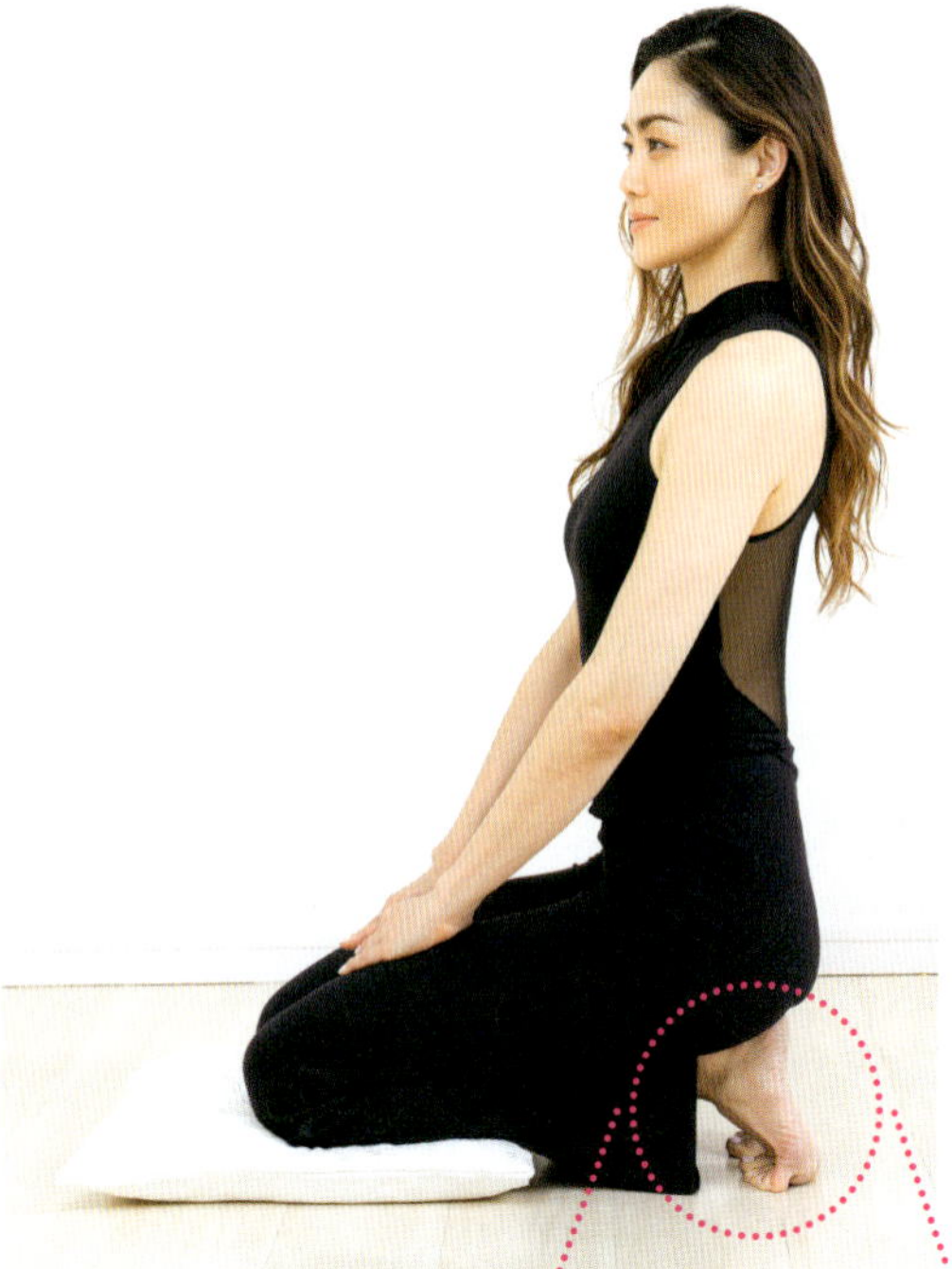

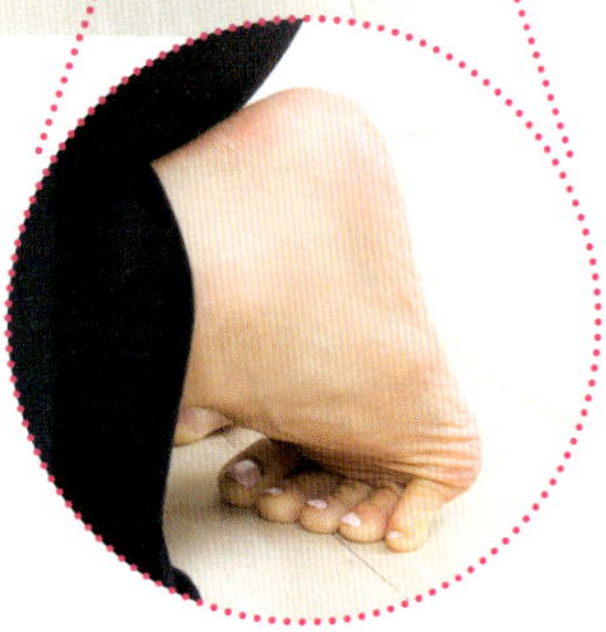

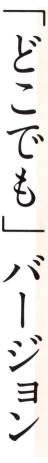

両ひざをクッションにのせ、足裏を後方に向け、つま先立ちする。足裏が伸びるのを感じながら、そのまま「動かず」にゼロトレ呼吸を3回繰り返す（計30秒）。

効果を上げたい！

クッションを取れば、
より負荷をかけられる。

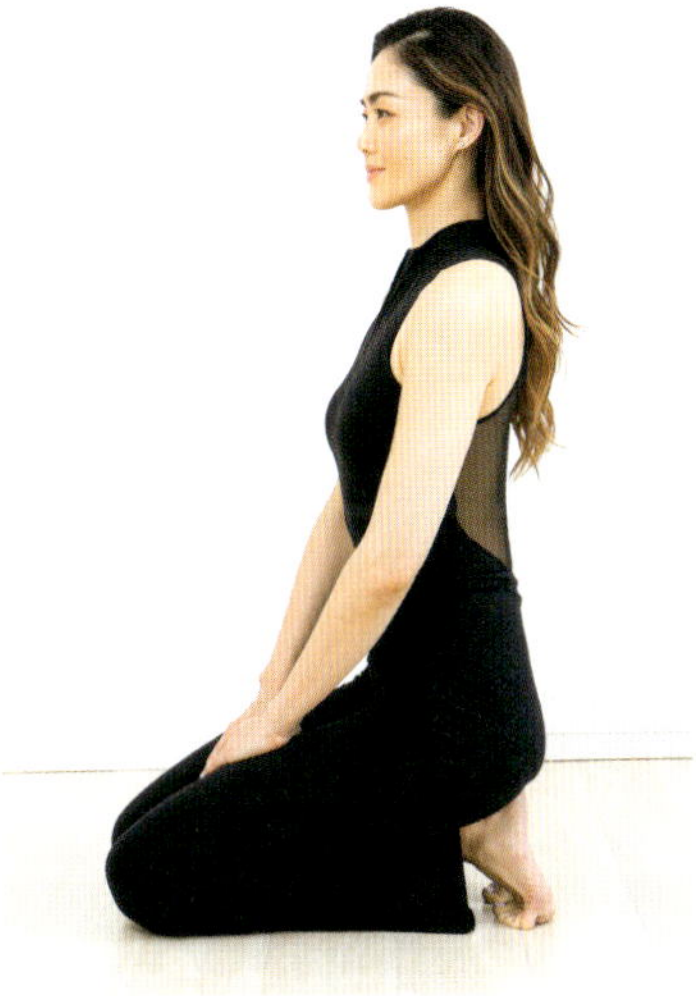

もっと
効果を上げたい！

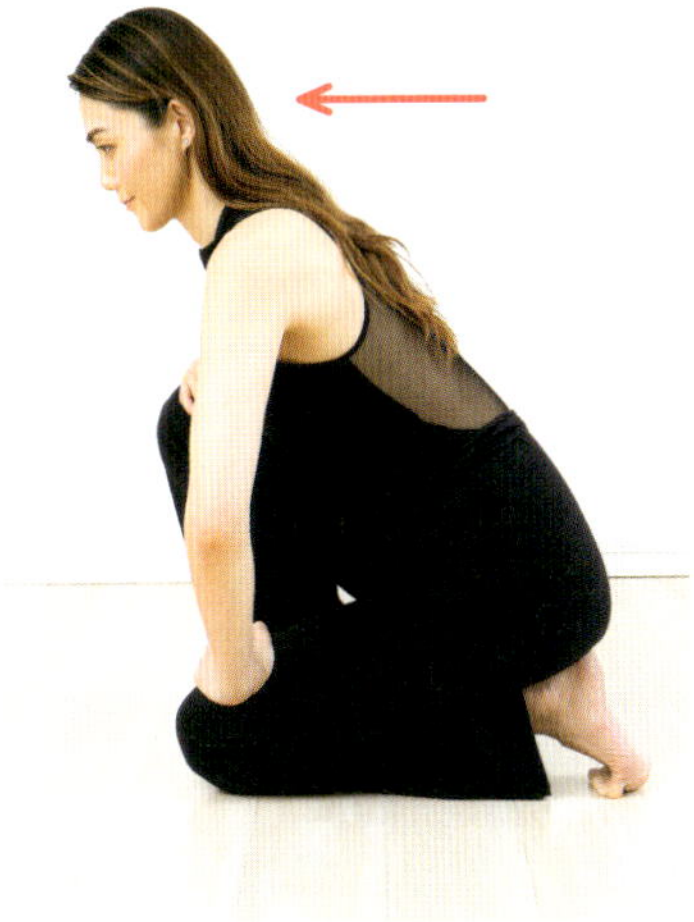

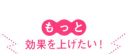

片足ずつにして、前傾
を深くすれば、さらに
負荷をかけられる。

注意点　脚がしびれてきたら中止してください。

これだけで体幹が鍛えられる！

1センチだけ動くゼロトレ

ここまで「動かない」ゼロトレをご紹介してきましたが、最後に体を「1センチだけ」動かすゼロトレをご紹介させてください。この「1センチ」がとっても重要な意味を持ちます。

何をするかというと、仰向けに寝て、両ひざを立ててクッションを挟み、お尻を「1センチ」上げるだけ。

このゼロトレの最大のポイントは**「体幹」**を鍛えられることです。これまでにご紹介してきた「動かないゼロトレ」で体の縮みを改善すれば、姿勢を良くすることができます。

しかし、**その「良い姿勢」をキープするためには、体の奥のほうの筋肉が支え続ける必要があります。**その役割をしてくれるのが「体幹」です。

ですから、「動かないゼロトレ」のあとに、この「1センチだけ動くゼロトレ」を行ってください。それによって、つねに良い姿勢をキープできるようになり、健康寿命はどんどん延びていくことでしょう。

「1センチだけ動くゼロトレ」の効果は体幹強化だけではありません。内ももの内転筋を鍛えられるので**「脚が細く」**なり、お尻を鍛えられるので**「小尻」**になります。また、骨盤底筋《こつばんていきん》と腹筋も鍛えられるので**「ウエストが細く」**なり、**「尿もれ」**予防の効果も。産後に開いてしまった**「骨盤を閉じる」**のにも、効果を発揮します。

わずか1センチ動かすだけで、健康とダイエットのダブルの効果を得られるのですから、やらない手はありません。ちなみに私もこのゼロトレを13年間続けています。

では、やり方をご紹介しますね。

1センチだけ動くゼロトレ

1cm MOVING ZERO TRAINING

1センチだけ動くゼロトレ

準備

使用するクッションはひとつ

クッションを挟む理由

挟むことで内ももの
内転筋や腹筋が鍛えられ、
脚やせ、小尻、
ウエストサイズダウンの
効果がある。

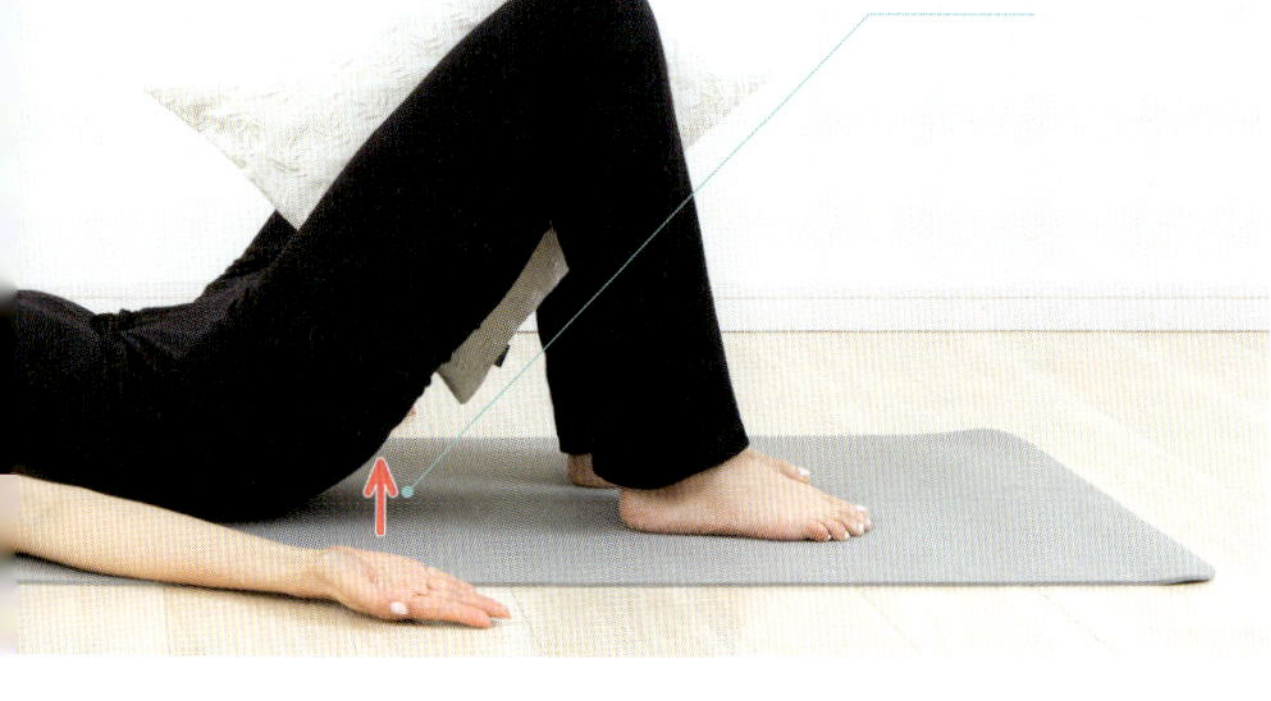

3回
繰り返す

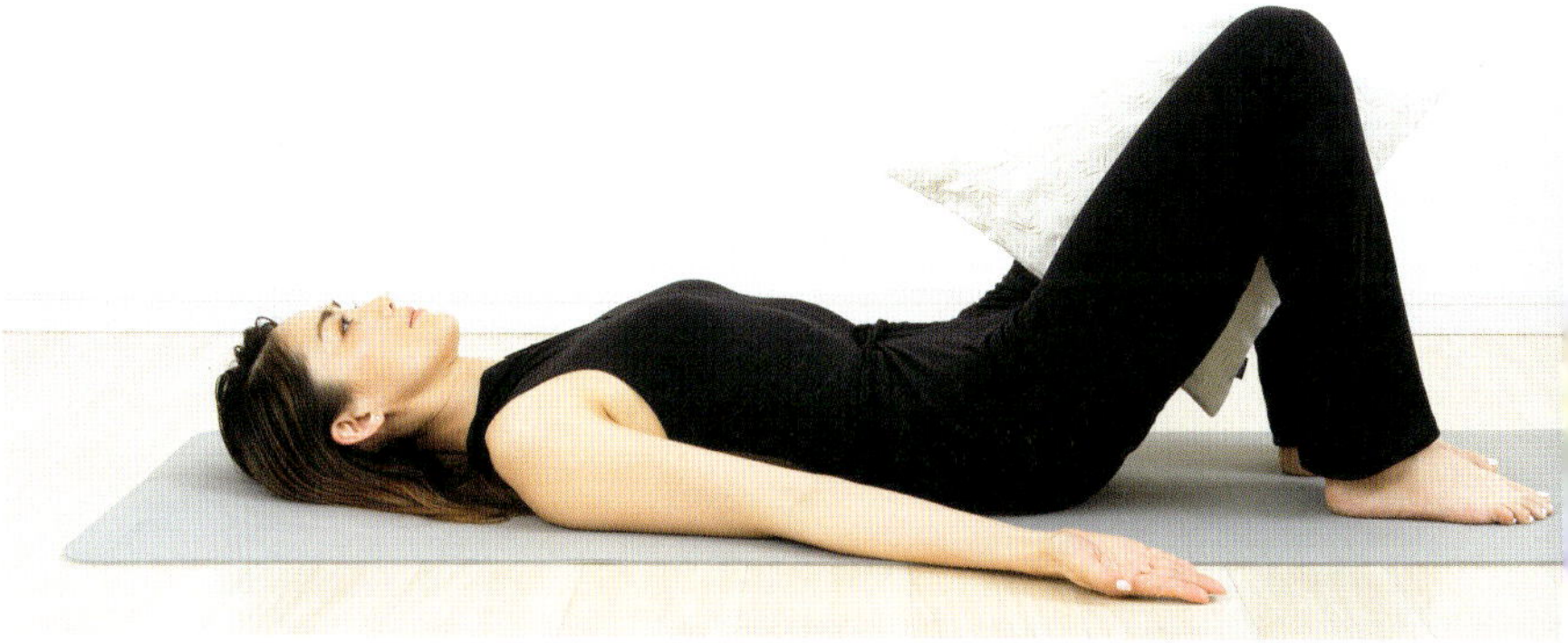

仰向けに寝て、両ひざを立ててクッションを挟む。ゼロトレ呼吸で3秒吸い、7秒かけて吐きながらお腹を凹ませ、吐き切るあたりで肛門を締め、お尻を1センチだけ上げる。お尻を上げたところで3秒吸い、7秒かけて吐きながら下ろしていく。下ろすときは、お尻の上部、中部、最後に下部（尾てい骨）が順々に床につくイメージで。これを3回繰り返す。

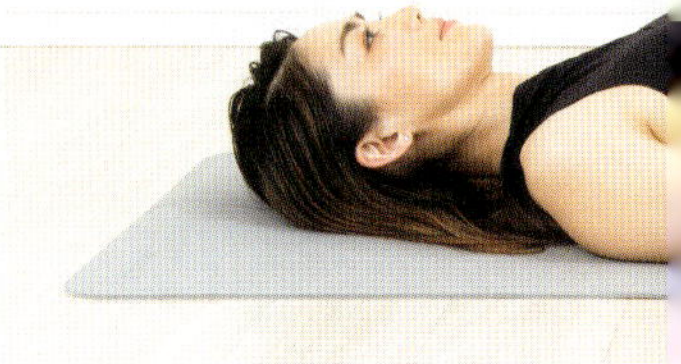

注意点

お尻を上げすぎると、腰を痛めてしまうので、上げすぎないように。

プログラムが終わったら、
最後に立って、かかと重心に。
これで「良い姿勢」が完成。
この姿勢をキープしながら生活することを心がけて。

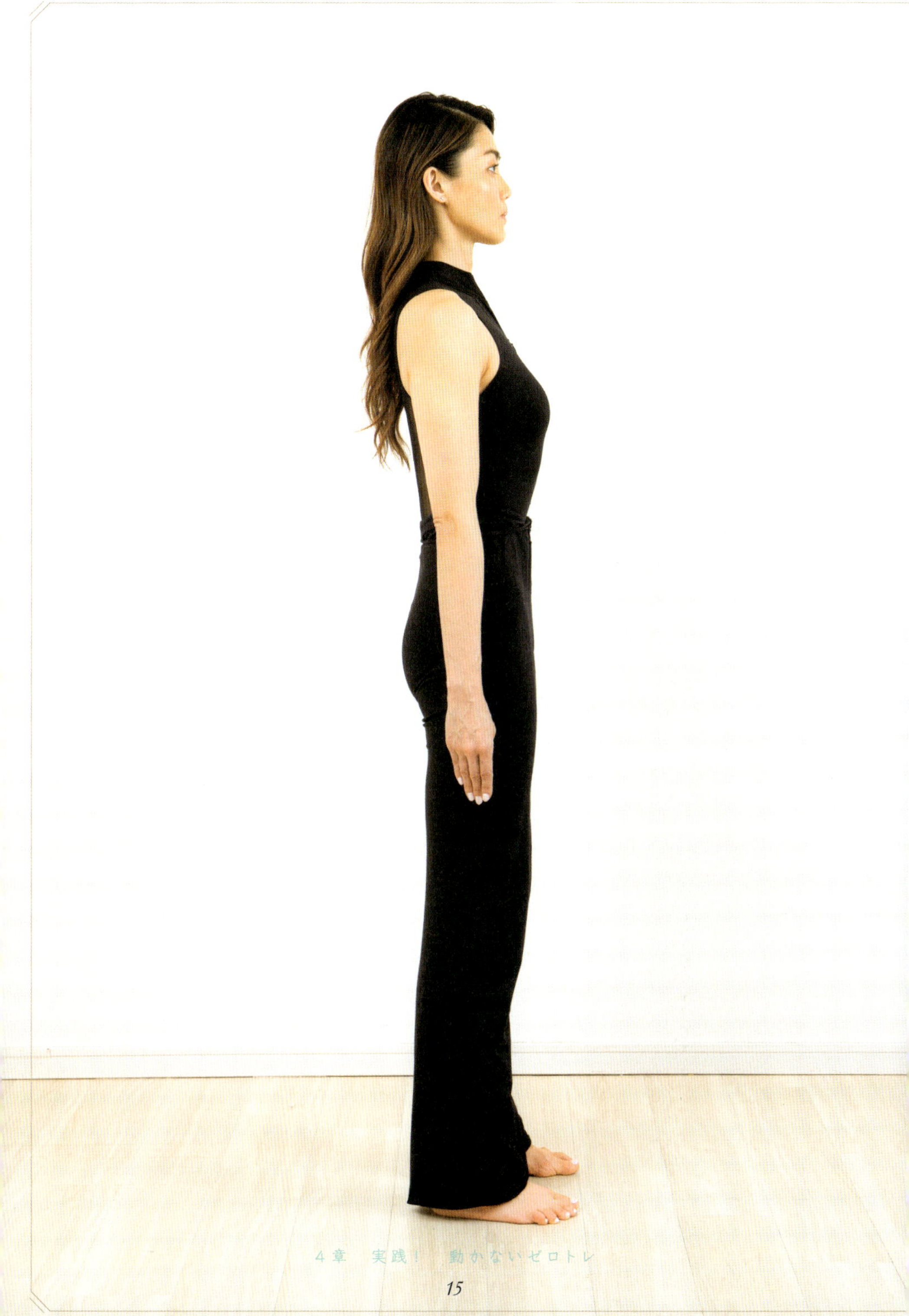

終章

Road to ZERO

瓶の水と、私の心

「動かないゼロトレ」は、無理な運動をして体を痛める危険性を回避しつつ、毎日、誰でもが続けられる「体のメンテナンス法」として開発をしました。

「体を動かす」のは、決して簡単なことではありません。疲れた日もあれば、調子が悪い日もある。ご高齢の方もいれば、体の自由がきかない方もいる。そのような方でも、できるだけ快適に毎日を過ごすための一助になればと考え、徹底的に「気持ちよさ」を追求したメソッドが「動かないゼロトレ」です。

じつは、「動かないゼロトレ」によって、「体」以外にももうひとつ、メンテナンスできるところがあります。「心」です。

私たちの心は、いつも静かなわけではありません。つねに怒りや不安、悲しみ、寂しさなどを覚え、大波小波に揺られています。水の入った瓶の中に、泥、砂、ゴミを入れ、振り回すと「濁《にご》り」が出ます。これが、メンテナンスがされていない心の状態です。振れば振るほど、濁ります。しかし、この瓶をしばらくそっと「置いておく」と、どうなるか。重い物質は沈み、軽い浮遊物は浮き上がり、分離します。こうなると水がクリアーになり、瓶の向こう側まで見えるようになります。

誰かと喧嘩《けんか》をしたあと、しばらく時間を「置く」ことで、自分への反省や相手への思いやりが芽生え、「ごめんね」と伝えられるようになることがありますよね。

「置く」

これによって、自分を鎮《しず》めたり、許したり、鼓舞したりできるようになる。焦らず、自分自身を「待ってあげる」ことで、心に平穏が戻る。私は、この状態を「心のゼロポジション」と言っています。

自分の「ゼロ」を知るボディスキャン瞑想

「動かないゼロトレ」は、体をリラックスさせるために「寝た姿勢」で行うことをテーマにしています。体の「どこが縮んでいるか」を確認するためのチェック方法についても、「仰向け」の状態で、床と各部位の「隙間」をチェックするのがベストであるとお伝えをしました。
「寝た姿勢」――じつは、これこそ「心をゼロ」に戻す究極の姿勢です。「ボディスキャン瞑想」と言われる瞑想法があります。人は知らず知らずのうちに「過緊張」の状態になり、体のどこかに不必要な緊張を強いられたまま生活しているものです。体をリラックスさせた「オフ」に切り替えたほうがいい場面でも、「オン」のまま生きているわけです。この緊張を取り払い、「オフ」の状態に戻すために行うのが「ボディスキャン瞑想」です。

目を閉じ、できるだけリラックスして、足先、ふくらはぎ、ひざ、太もも、お尻、腰、背中、脇、肩、首、頭と、下から上に向かって、一つひとつ状態を確認していきます。

どんな姿勢でも行える「ボディスキャン瞑想」ですが、「仰向けの姿勢」こそが、圧倒的に自分の体の状態がわかりやすいものです。緊張した部位ほど、感覚が鈍く、床から「浮いている」からです。また、寝ていることで「左右差」も確認しやすくなります。

こうして「緊張した部位」を発見したら、ゆったりとゼロトレ呼吸を繰り返しながら、緊張のない「ゼロ」の状態に戻していくイメージを持ちます。該当部位の「動かないゼロトレ」を実際に行いながら、この瞑想を行う方法もオススメです。

「オン」から「オフ」へ。「プラス」から「ゼロ」へ。

「寝たまま、動かない」ことでボディスキャンがやりやすくなり、体の緊張をとり、「心」までも軽くしていく。これが「動かないゼロトレ」の真髄《しんずい》であり、「心を置く」時間そのものなのです。


ヨガのクラスでは、最後の5分ほど、みんな一斉に横になって目を閉じ、リラックスする時間があります。仰向けに横たわる「シャバーサナ」というもので、数あるヨガのポーズの中でも、「究極のリラクゼーションポーズ」と言われています。

「動かないゼロトレ」の基本コンセプトは、この「シャバーサナ」から着想したものです。体のどこにも力を入れず、動かず、リラックスした状態で、体と心に羽が生えたようにする。そう、アルバトロスが、羽を動かさずに、空を優雅に滑空するかのごとくです。今日から、すべての「重さ」を脱ぎ捨てましょう。さあ、ゼロの世界へ。

心に羽を。　石村友見

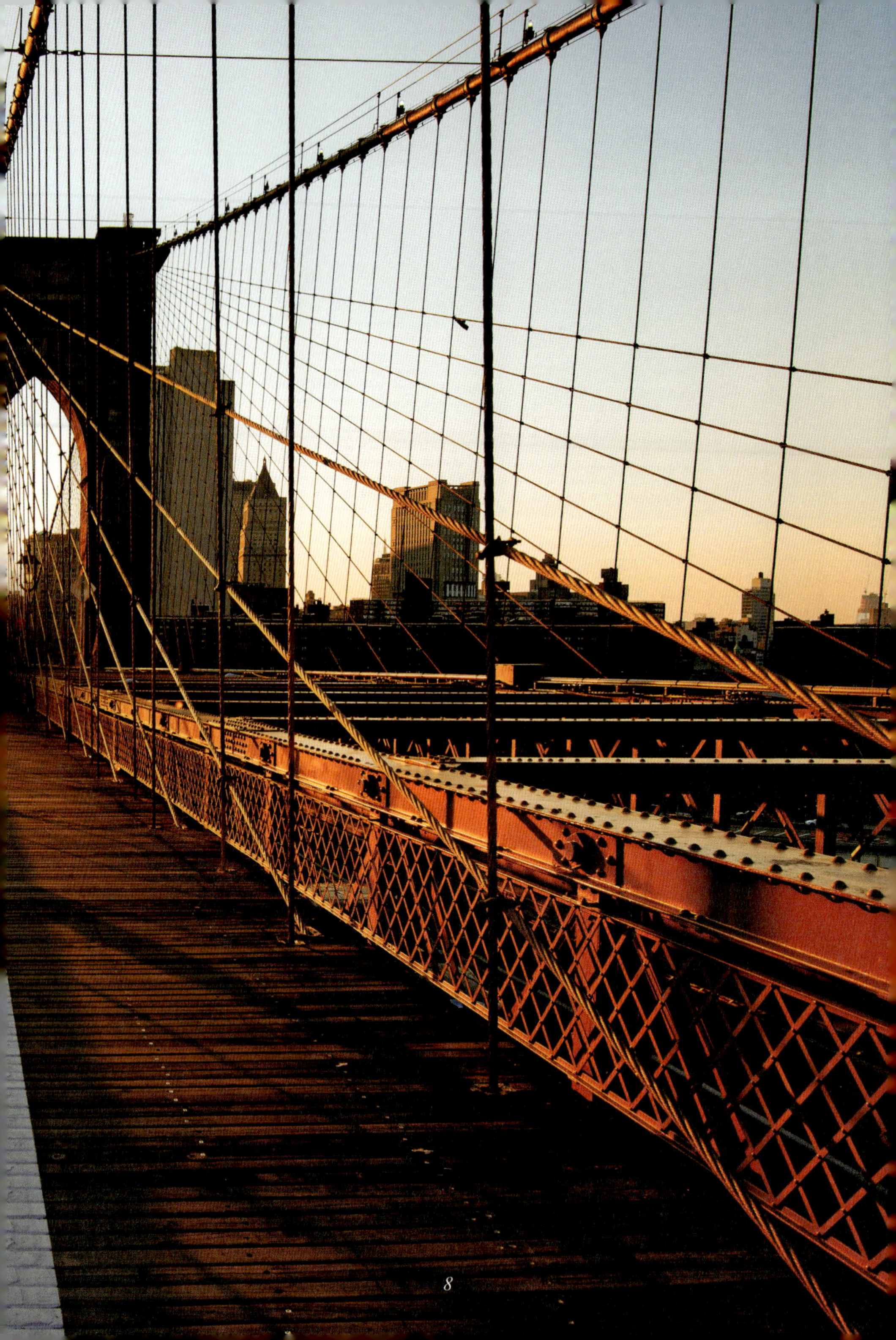

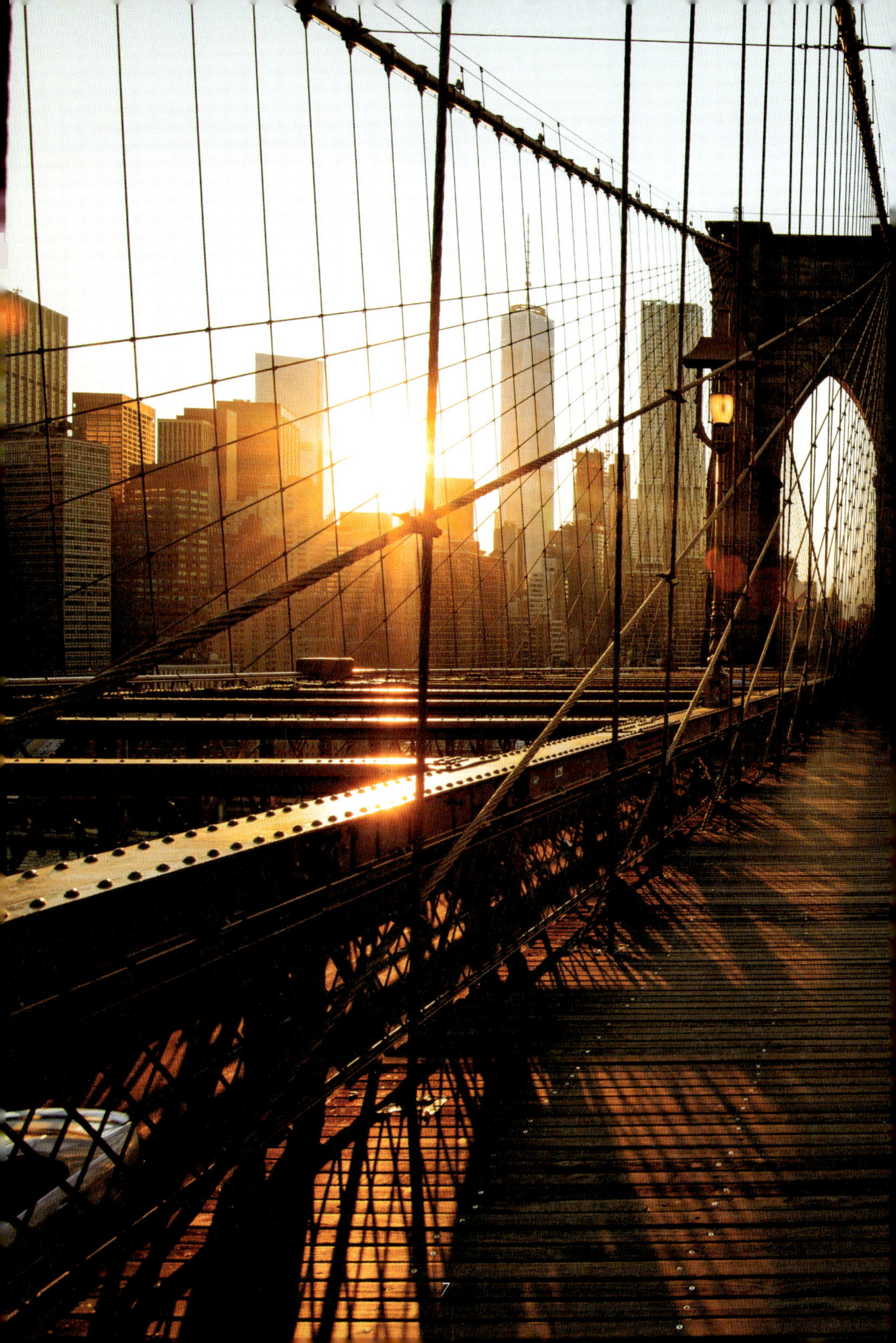

STAFF

Book Design	***DAISUKE SUZUKI*** *(SOUL DESIGN)* ***SENA NAKAJO*** *(SOUL DESIGN)*
Photograph	***EMIKO SUZUKI*** ***AYUMI SAKAMOTO*** *(P161.152.139.112.41.5)* ***GETTYIMAGES*** *(P170.8)*
Review	***OURAIDOU***
Special Thanks	***YUIKA ISO*** ***SAEKA EKUNI***
Editor & Executive Producer	***SEIICHI KUROKAWA***

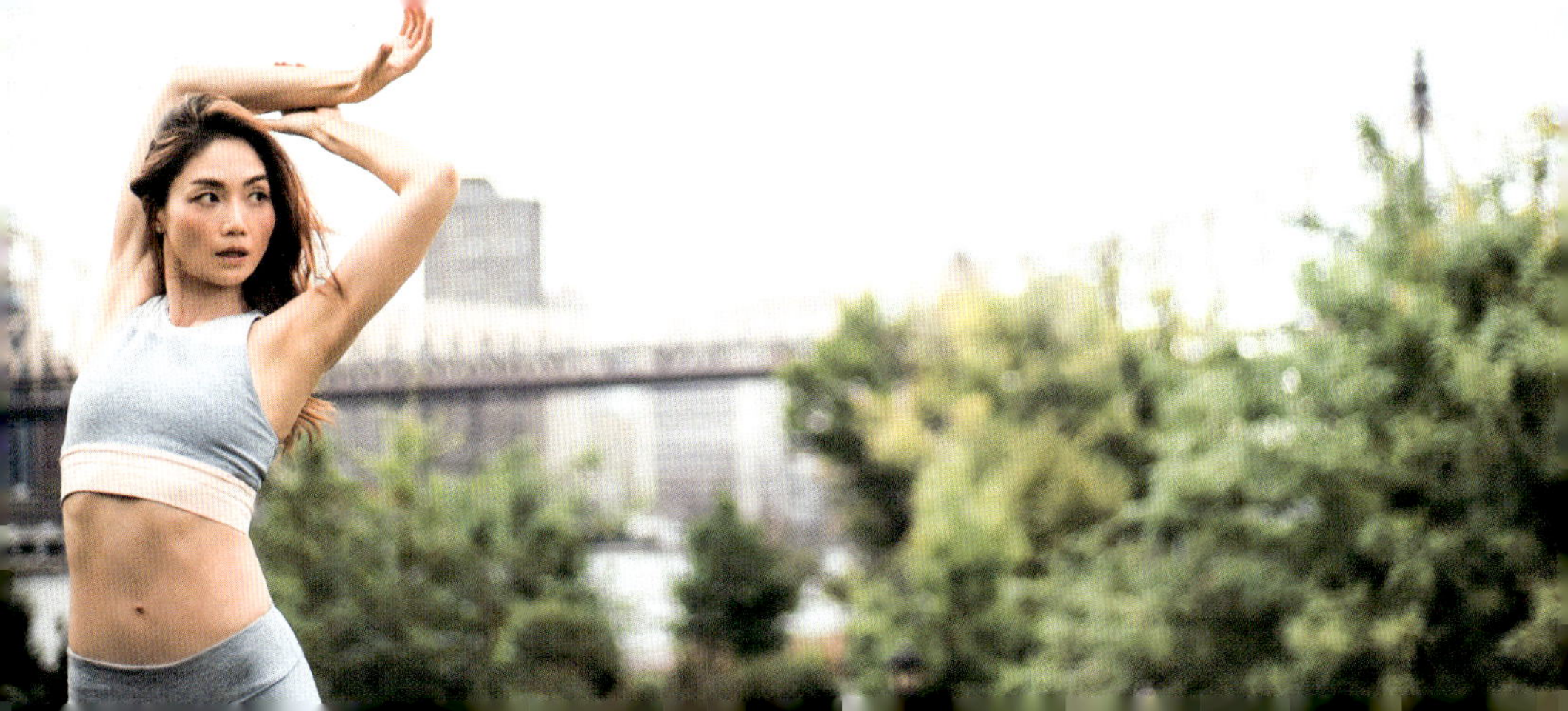

動かないゼロトレ

MOTIONLESS ZERO TRAINING

2019年9月8日　初版発行
2019年11月25日　第5刷発行

著　者　石村友見

発行人　植木宣隆

発行所　株式会社サンマーク出版
〒169-0075
東京都新宿区高田馬場 2-16-11
電話　03-5272-3166（代表）

印　刷　共同印刷株式会社

製　本　株式会社若林製本工場

ISBN978-4-7631-3765-4 C0036

ホームページ　https://www.sunmark.co.jp

three

two

one

zero

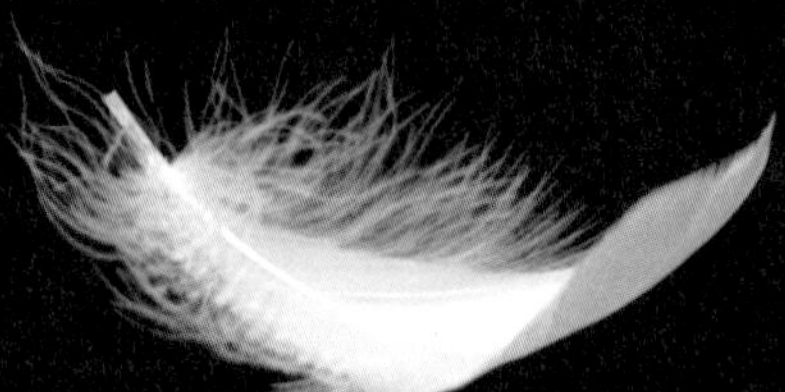

0

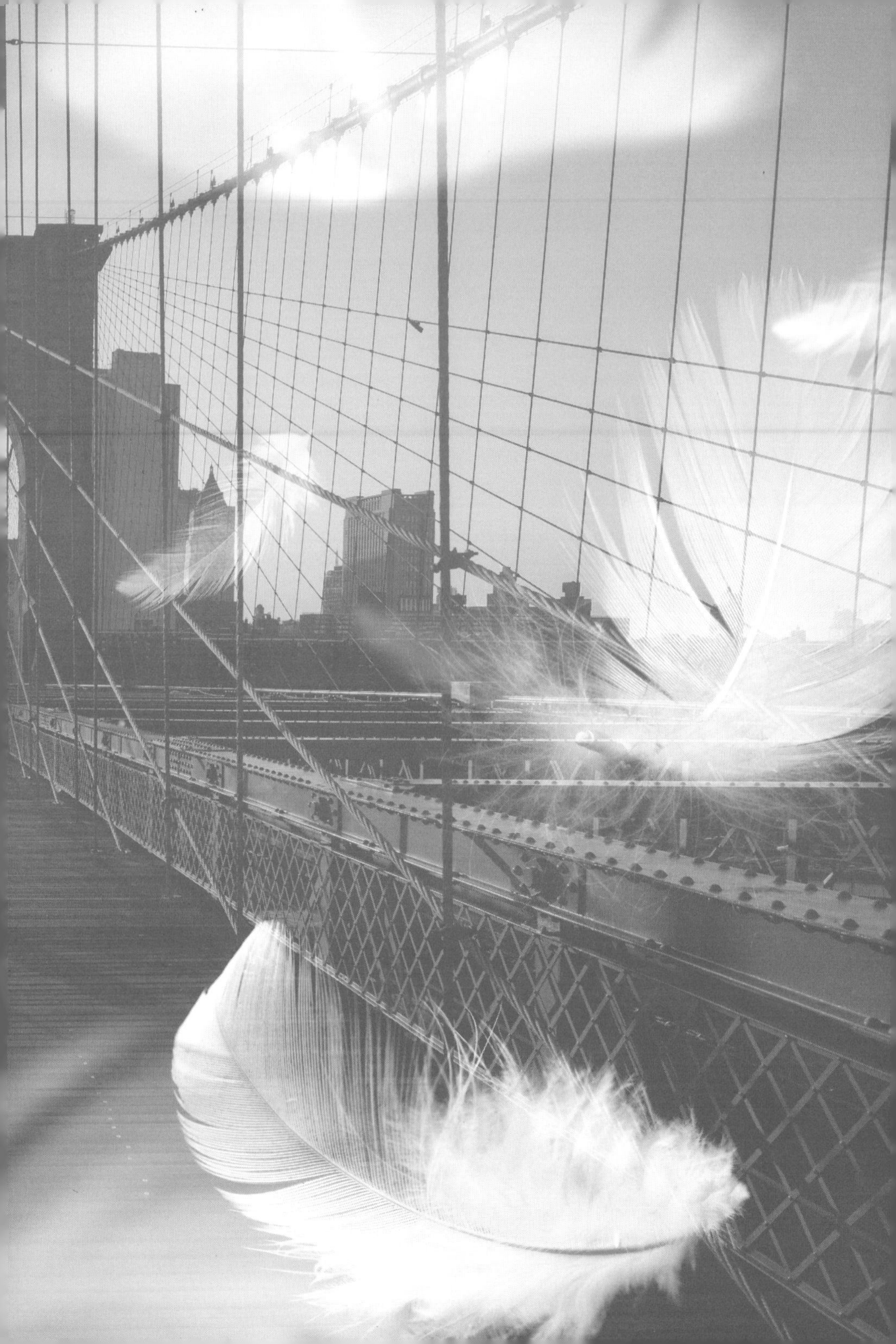

石村友見 （いしむら・ともみ）

「ゼロトレ」考案者。ヨガトレーナー。ヨガスタジオ「Body Tone New York」代表。劇団四季の人気舞台「ライオンキング」に女王サラビ役で出演。その後、単身ニューヨークへ。35歳のときに、2000人がオーディションを受けたブロードウェイミュージカル「ミス・サイゴン」のミス・チャイナタウン役に抜擢される。その後、ニューヨークにてヨガスタジオ「Body Tone New York」を創設し、「ニューヨーク・ヨガ留学」と題して日本からのヨガ留学生が資格（全米アライアンス）を取得できる事業をはじめ、多くのヨガインストラクターを輩出。また、体の各ポジションを元《ゼロ》の位置に戻すことで、キレイにやせて、不調を改善する「ゼロトレーニング」（通称「ゼロトレ」）を発表すると、その大きな効果を聞きつけたハリウッド女優、トップモデル、アスリートなどがパーソナルトレーニングを求めて殺到。たちまちニューヨークで大きな話題となる。2018年5月に日本で発売した初の著書『ゼロトレ』（小社刊）は86万部のベストセラーになり、メディアからの出演依頼が殺到している。

▶「ゼロトレ」「ヨガ」のレッスンのお申し込み
https://zerotraining.jp/lessonpage/

▶「講演、企業研修」のお問い合わせ
https://zerotraining.jp/lecture/

▶「ニューヨーク・ヨガ留学」のお問い合わせ
https://bodytoneyoganyc.com/

▶インスタグラム
tomomi.ishimura

9784763137654
1920036014002
ISBN978-4-7631-3765-4
C0036 ¥1400E
サンマーク出版
定価＝本体 1400円＋税